해외여행자를 위한 건강가이드

해외여행자를 위한 건강가이드

의학박사 김항선 지음

1판 1쇄 인쇄 2005년 6월 10일
1판 1쇄 발행 2005년 6월 15일

발행처 문무사
발행인 김범수
등록번호 제 201-00154호
등록일자 1978년 10월 23일

주소 : 서울특별시 중구 을지로 3가 95-12호 천이빌딩 302호
전화 : (02) 2272-6146
팩시밀리 : (02) 2272-6145
E-male : munmu@hananet.net

값 8,800원
ISBN 89-86009-18-8 03510

* 문무사는 좋은 책만을 고집해서 만듭니다.

해외여행자를 위한 건강가이드

의학박사 김항선 지음

문무사

머리말

통계청에 의하면 우리나라에서 2004년 한 해 동안 해외여행을 한 사람이 15세 이상 인구의 약 10%를 조금 웃돌았다. 작년에 해외로 여행을 하지 않은 사람 중에서도 근 20%는 전에 해외로 여행을 갔던 경험이 있다고 하니 우리나라 인구의 거의 30%가 해외로 나들이를 하고 있다는 말이다. 2005년의 15세 이상의 인구를 대략 3천4백만 명으로 잡아본다면 하루에 적어도 9,500여 명이 외국으로 나가고 있다는 추산이 나온다. 근 만 명이란 수는 물론 많은 숫자임에 틀림없지만 앞으로 우리나라의 경제가 점차 더 발전되면서 이 숫자는 기하급수적으로 증가할 것이다.

외국여행이란 참으로 즐거운 일이다. 책에서만 보던 독특한 문명의 유적, 우리나라와는 완연히 다르고 희한한 풍습, 경치와 먹거리, 이 모든 것들이 신기하고 흥미롭다. 거기다 우리나라에 비하여 모든 것이 싸다면 금상첨화가 따로 없을 것이다. 그러나 이렇게 즐거운 외국여행이 우리의 건강을 해칠 수 있다는 것을 우리는 늘 명심해야 된다. 다행히 대부분의 여행자들이 별 탈 없이 여행을 마치고 돌아온다. 그리고 여행에 익숙해진 국민들이 다 그리 했었듯이 우리나라 여행자도 점차 지정된 리조트 구역을 이탈하여 원주민들의 거주지역을 깊숙이 파고들어가서 행선지의 특이한 구경거리를 찾게 될 것이다. 그렇게 되면 문제는 퍽 달라질 수 있다.

앞으로 우리나라 신세대여행자들의 병원체(병을 일으키는 미생물이나 물질)에 대한 저항력이 전에 비하여 점점 더 약해질 것이라는 점이 또 하나의 중요한 걱정거리로 떠오른다. 중요 부분의 면역력(저항력)은 병원체에 노출된 몸이 그 병원체에 저항하며 생산하는 면역항체에서 비롯된다. 그러나 우리나라 신세대는 월등히 우수한 위생환경 속에서 자라났기 때문에 전 세대에 비하면 그들 몸에 생소하고 따라서 면역력이 갖추어지지 않은 병원체가 많다는 것이 사실이다. 저자가 월남전 때 한국군환자가 미군환자에 비하여 뇌염에 비교도 안 될 정도로 강했던 것을 보며 면역력이 병을 이겨내는 데 얼마나 중요한 것인지를 직접 체험하였다. 그때 우리나라 해병들이 넉넉지 못한 환경 아래서 자라났을망정 뇌염에만은 까딱없는 것을 보고 얼마나 대견하게 생각했는지 모른다. 바로 그때 우리 해병들을 돕던 그 면역력이 이제는 약해져서 우리나라 여행자를 위험하게 만들고 있는 것이다.

이 책은 우리나라 여행자들이 건강을 지키는 데 꼭 알아야 할 정보를 전달하기 위하여 만들어졌다. 여행을 준비할 때 알아야 되는 정보, 여행 도중에 주의하고 피해야 할 일, 그리고 돌아와서 해야 할 일 등으로 나누어서 엮어졌다. 마지막으로 한국인들이 자주 여행하는 나라의 보건환경과 의료시설을 다룬 섹션은 여행을 계획하는 데, 그리고 일단 행선지에 도착하여 체류 중에 많은 도움이 될 것이다.

2005년 여름에

저자 씀

차례

제1장 떠나기 전에 챙겨야 할 일

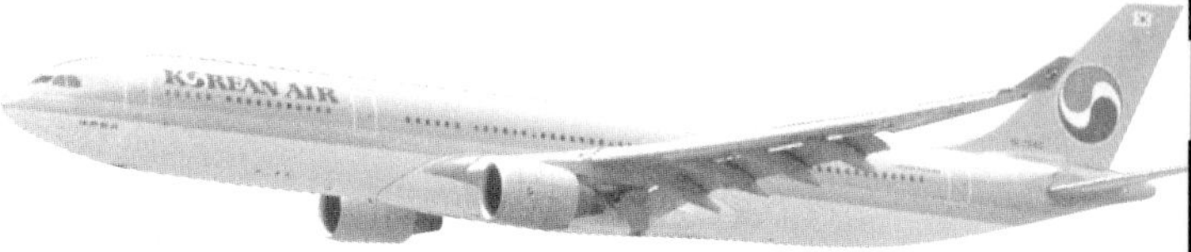

한 보따리의 약보다는 예방

예방할 수 있는 질병

의학이 아무리 발달 했다하더라도 예방할 수 있는 병은 예방을 하여서 병을 피해야 된다는 옛날부터 내려오는 철칙에는 아무 변화가 없다. 병 중에서 병균을 옮아서 얻게 되는 (감염성) 질환은 특히 더 그렇다. 대부분의 중요한 감염성질환은 예방주사를 맞으면 옮지 않는다. 따라서 여행지에 따라서 우리가 떠나기 전에 질병의 예방을 위하여 꼭 검토하고 준비해야 할 것이 일곱 가지가 있다.

예방조치 완수를 위한 일곱 가지 확인 사항

① 우선 우리의 여행 목적지에 우리가 주의해야 될 질병이 만연되어 있나를 알아본다. 만일 질병이 만연되어 있다면,

② 그 질병에 예방주사가 있나를 알아본다.

③ 그 예방주사를 여행자가 과거에 맞았나를 알아본다. 맞았으면

④ 그 예방주사가 아직도 충분한 면역력을 여행자에게 제공하나를 알아본다.

⑤ 만일 맞은 지 너무 오래(대체로 10년 이상) 되어서 그렇지 못하거나 그런 예방주사를 맞은 적이 없다면 적절한 예방주사를 맞는 것은 기본이고 필수다.

⑥ 만일 그 질환에 예방주사가 없다면 다른 예방법이 무엇인가를 알아낸다.

⑦ 그 대체예방조치를 적절히 그리고 철저히 취한다. 그 대체예방조치란 주사일 수도 있고 약이나 특별한 주의사항일 수도 있다. 아울러 출발 전에 취할 조치 그리고 여행 중에 취해야 할 조치일 수도 있다.

반드시 예방해야 되는 중요 질환 네 가지

① B형 간염의 예방

동남아나 중국 등 B형 간염이 몹시 만연하고 있는 목적지(지

B형간염 최근 분포도 (WHO, 2004)

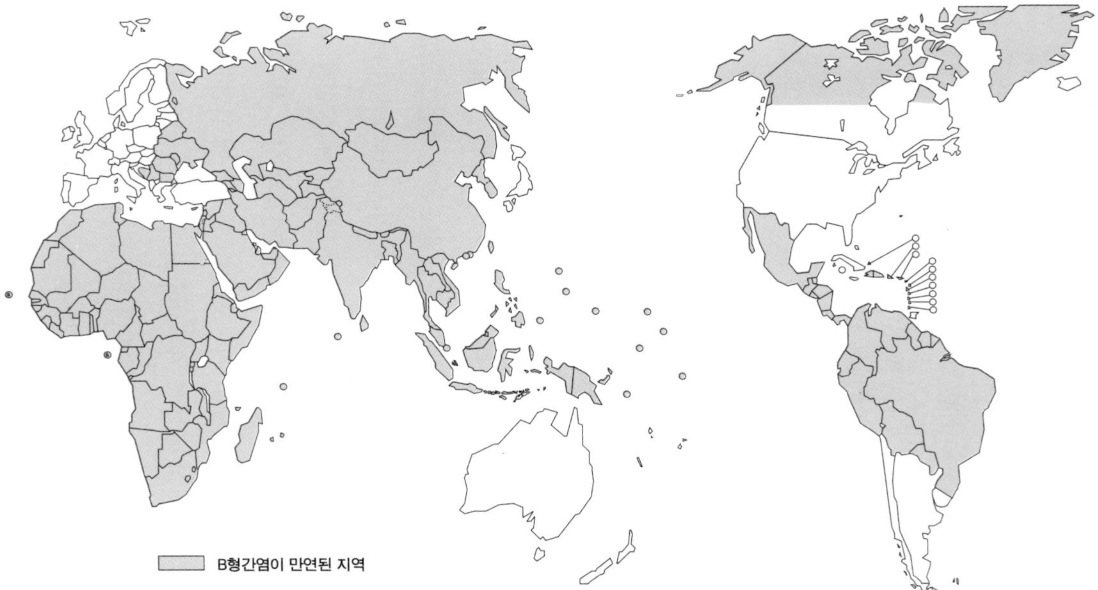

〈지도 A〉

도 A 참조)로 떠나는 여행자는 이 병에서 우리를 틀림없이 보호해 주는 예방주사를 맞는 것이 매우 중요하다. 사실 이 B형 간염은 우리나라에도 아직 많이 만연돼 있는 간염이다. 그렇기 때문에 여행을 가든 안 가든 간에 전에 이 병에 감염되지 않았거나, 또는 예방주사를 맞지 않아서 아직 면역력(면역항체)을 보유하지 못한 사람은 꼭 B형 간염 백신을 맞으라고 권하고 싶다. 첫 주사를 맞고 한 달 후에 한 번, 그리고 여섯 달 후에 또 한 번 맞아야 하지만 첫 주사를 맞고 3~4주 후에는 상당한 면역력이 생기므로 떠나기 직전에 제2차 주사를 맞고 떠나면 여행 도중에 이 병으로부터 보호를 받게 된다. 물론 다녀와서 첫 주사 맞은 날부터 6개월 되는 날에 마지막 주사를 맞는 것을 잊으면 안 된다. 여행 전 적어도 여섯 달 반 전에 첫 백신을 맞는 것이 이상적이다. 예를 들어 8월 1일 출발 예정이면 늦어도 2월 1일에 첫 주사를 맞고 3월 1일에 둘째 백신 그리고 8월 1일 직전에 마지막 주사를 맞는다. 감염지대에서 6 개월 이상 체류할 사람, 원주민이 사는 곳을 방문할 사람, 현지 사람들과 가까이 접촉할 사람, 여행 중 현지인들과 성적 접촉이 가능하다고 생각하는 사람, 지니고 있는 병 때문에 면역력이 약해진 사람은 이 병에 걸릴 가능성이 더 높다고 보아야 한다. 그리고 이 병은 특히 어린이에게 더 유난히 혹독한 병인만큼 면역력이 없는 아이들을 데리고 이 병이 고도로 만연된 지역으로 여행하는 것은 위험한 일이다.

② A형 간염의 예방

북미, 서유럽, 북유럽, 호주, 뉴질랜드와 일본을 제외한 모든 나라가 이 간염이 만연하고 있는 나라라는 것이 최근 세계보건기구(WHO, 이하 WHO라고 함)의 결정이다(지도 B). 따라서 앞에 열거한 몇 나라 외의 여행지로 떠나는 사람들은 이 병에 감염될 가능성이 있는 곳에 간다는 사실을 기억해야 된다. 이 병은 간염바이러스가 섞인 배설물(인분)로 오염된 불결한 음료수와 음식을 통하여 감염된다. 따라서 여행지에 가서 아무리 조심을 하더라도 이 병을 옮을 가능성은 꽤 높다고 보아야 한다. 다행히 성능이 좋은 예방주사가 있기 때문에 이것을 맞으면 확실히 예방이 된다.

이 주사도 역시 B형 간염과 같이 세 번을 맞아야 되는데 첫 번 주사 이후 4주가 되면 충분한 면역체가 생겨서 보호가 된다. 만일 첫 주사를 맞고 4 주일 이내에 출발하여야 하면 첫 주사를 맞는 동시에 면역 글로불린을 맞을 것을 권한다. 단 몸의 다른 두 부분에 주사를 각각 맞아야 된다. 만일 예방주사를 맞지 않으려면 대신 면역글로불린이나 감마글로불린을 맞는 것이 현명하다. 그럴 경우 주사를 맞고 충분한 효과를 얻기까지 약 두 주일이 걸린다는 것을 기억해야 한다.

혹시 독자 중에 "우리나라도 감염지대라면서 뭐 새삼스럽게 귀찮은 주사를 맞으라고 야단인가?" 하는 사람이 있을 것 같아서 하는 말인데, 사실상 3년 전까지만 해도 국제보건사회에서

A형 간염, 최근 분포도 (WHO, 2004)

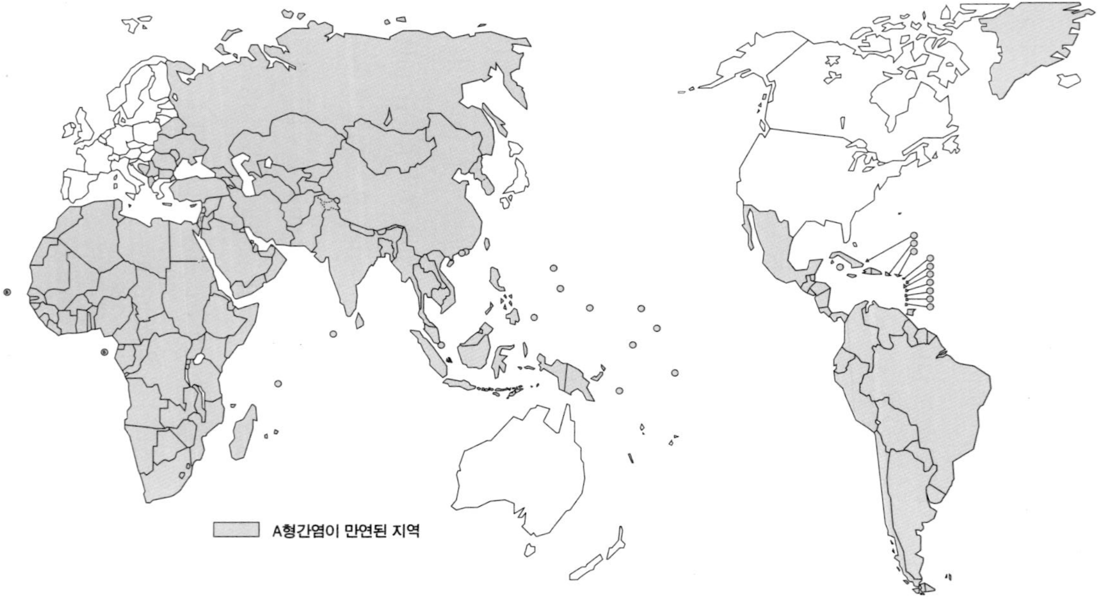

〈지도 B〉

비 만연지역으로 분류되어 있었던 우리나라의 A형 간염 만연 상태와 동남아나, 중국, 인도, 구 소련 지역 등의 만연도는 비교가 안 되게 다르다. 잠깐 부주의하여 다시 혐의자명단에 올라간 사람과 중범으로 장기복용하고 있는 죄수와의 차이다. 다시 말해서 우리나라의 A형 간염은 일 년에 몇 번 국한된 지역에서 발생하는 정도인데 비하여 다른 나라들은 언제나 그리고 어디서나 옮을 가능성이 높을 만큼 많이 퍼져있다는 말이다.

③ 황열병(Yellow Fever)의 예방

아직은 한국사람들이 그렇게 많이 가지 않는 중남미의 열대지방과 아프리카 대륙의 열대지방에 만연되어 있는 열병이다. 그 중 아프리카가 이 병의 만연도에서 훨씬 더 높다. 아프리카 대륙의 북과 남의 끄트머리만을 제외한 대륙의 2/3 가량이 만연지역이다. 이것은 세네갈과 감비아가 위치한 동북지역에서부터 에티오피아, 소말리아와 케냐가 위치한 서부, 그리고 앙골라가 위치한 남부를 포함하는 광범위한 지역이다(지도 C, 제9장 참조). 중남미 중에서는 주로 브라질과 페루의 내륙지대가 위험지대지만 파나마, 콜롬비아, 베네수엘라와 볼리비아의 내륙지대도 위험지대에 속한다.

황열병은 일단 걸리면 사망률이 높은 아주 위험한 병이다. 따라서 이 지역에 여행할 사람은 예방주사를 맞는 것이 필수조건이다. 이 병이 만연된 일부의 나라들이 입국하는 데 황열병

황열병 최근 분포도 (WHO, 2004)

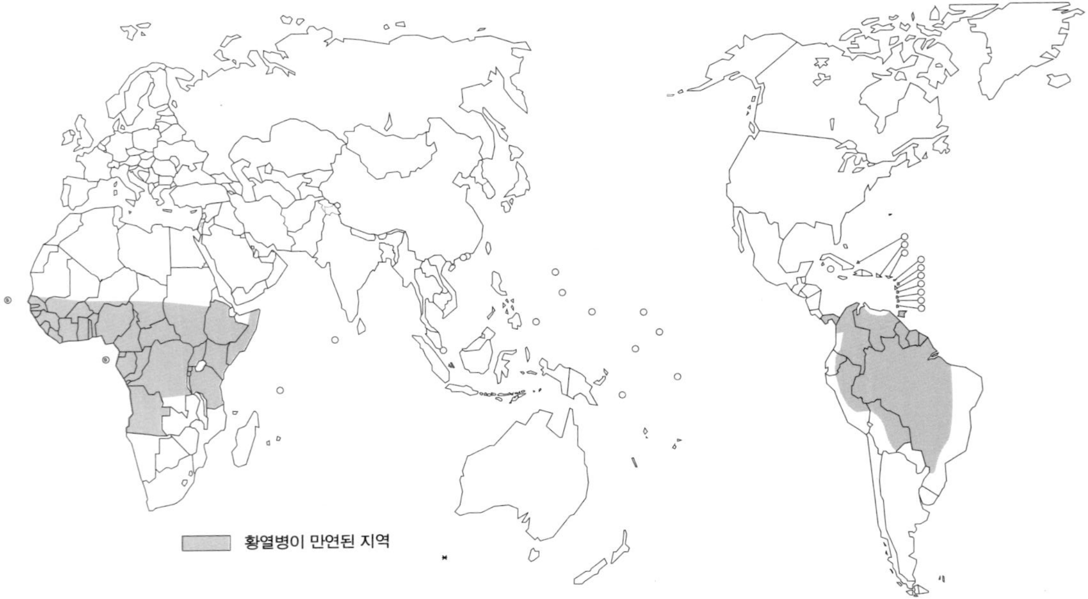

〈지도 C〉

예방접종 증명서를 요구하는 것은 물론이다. 그러나 이 나라들을 통과한 사람 중 예방주사를 맞지 않은 사람의 입국을 허가하지 않는 나라들이 훨씬 더 많다는 사실을 미리 알아두면 좋다. 이 병의 백신은 맞은 후 적어도 9일이 지나야 그 접종이 유효하다고 인정한다는 사실도 알아두어야 한다. 그리고 WHO가 황열병 만연국이라고 낙인을 찍은 나라들은 다음과 같다.

아프리카

앙골라(Angola), 베냉(Benin), 부룬디(Burundi), 부르키나 파소(Burkina Faso), 카메룬(Cameroon), 차드(Chad), 중앙아프리카공화국 (Central African Republic), 콩고(Congo), 아이보리코스트(Cote d' Ivoire), 적도기니(Equatorial Guinea), 에티오피아(Ethiopia), 가봉(Gabon), 감비아(Gambia), 가나(Ghana), 기니(Guinea), 기니비사우(Guinea-Bissau), 케냐(Kenya), 라이베리아(Liberia), 말리(Mali), 니제르(Niger), 나이지리아(Nigeria), 르완다(Rwanda), 상토메와 프린씨페 공화국(Sao Tome and Principe), 세네갈(Senegal), 시에라리온(Sierra Leone), 소말리아(Somalia), 수단(Sudan · 북위15° 이남), 토고(Togo), 우간다(Uganda), 잠비아(Zambia), 탄자니아(United Republic of Tanzania).

중남미

벨리즈(Belize), 볼리비아(Bolivia), 브라질(Brazil), 콜롬비아(Colombia), 코스타리카(Costa Rica), 에콰도르(Ecuador), 프랑스령 기아나(French Guiana), 가이아나(Guyana), 파나마(Panama), 페루(Peru), 수리남(Suriname), 트리니다드와 토바고 섬(Trinidad and Tobago), 베네수엘라(Venezuela).

④ 다시 극성부리는 말라리아

우리나라에서도 그랬었지만 말라리아는 없어지는 듯 하더니 다시 극성을 부리는 병 중의 하나다. 우리나라의 말라리아는 휴전선 근처의 비무장지대에 접한 지역에 국한되어 일어나지만 동남아 지역의 경우는 매우 광범위한 대부분의 지역에 퍼져있다(지도 D 참조). 동남아에 여행하며 좀 더 색다르고 이국적인 지역을 찾는 젊은 여행자들이 많이 생기게 되면서 말라리아는 점점 중요한 건강문제가 되었다. 예를 들어 태국의 방콕에만 머물지 않고 경치가 더 좋고 주민들이 좀 더 전통적인 시골이나 이웃나라 캄보디아, 미얀마 혹은 월남을 방문하려면 이 병에 대한 대비를 한 다음에 떠나야 된다. 한국 관광객이 앞으로 많이 찾게 되리라고 예상되는 앙코르와트도 마찬가지로 방심은 금물이다. 여행지에 가서 약을 구하면 되겠지 하고 생각하다가는 낭패를 볼 수가 있다. 약을 구

말라리아 최근 분포도 (WHO, 2004)

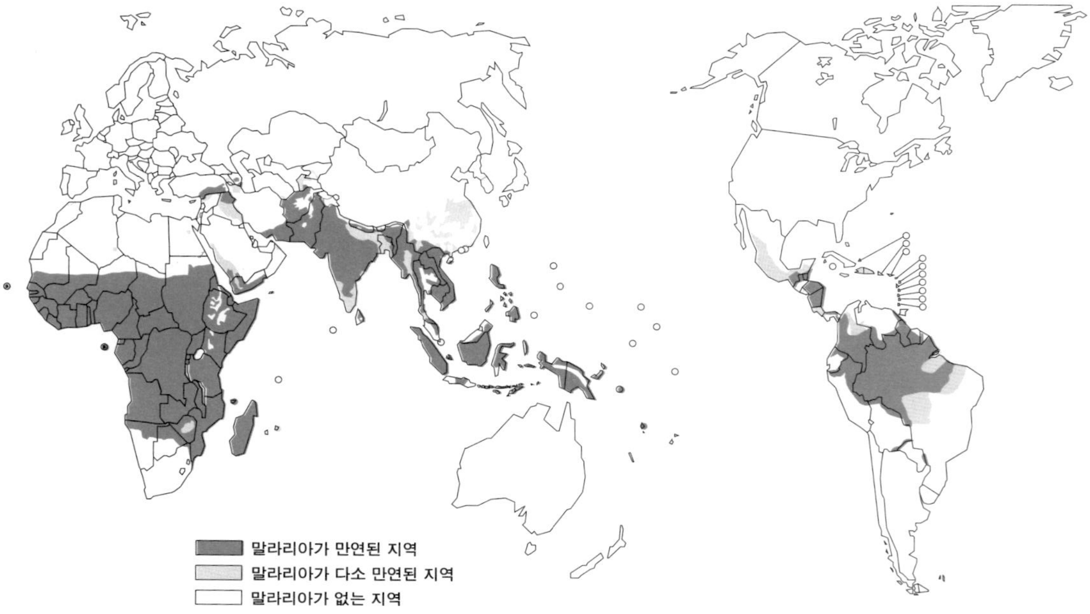

〈지도 D〉

할 수가 없을 수도 있고 또 있다 해도 너무 늦을 수 있기 때문이다.

떠나기 전에 대책을 세워야 되는 이유는 간단하다. 말라리아를 예방하는 약은 그 약의 종류에 따라서 만연된 지역에 가기 얼마 전부터 복용을 시작하여 돌아온 후 일 주일 내지 4주 후까지 복용을 계속해야 되기 때문이다(제7장 참조). 동남아 지역 중 큰 도시나 관광객들이 붐비는 몇 곳을 제외하고는 거의 전부가 말라리아 만연지역이라고 보면 된다.

중요한 물품은 국내에서 구하라

출국 전에 챙길 준비물

외국에 가서 좀 외딴 지역을 탐험할 계획을 세우고 있는 여행자들은 등산복, 등산화를 비롯하여 물 끓이는 바나, 물을 소독하는데 필요한 용기와 약물, 곤충의 접근을 막아주는 스프레이, 모기장, 그리고 설사약과 간단한 진통제를 포함한 모든 약과 위생 · 보건장비 일체를 출발 전에 미리 챙겨야 된다. 한국과 같이 좋고 믿을만한 물건을 쉽게 구할 수 있는 나라는 많지 않다.

의사가 적어 주는 영문 메모를 지침하라

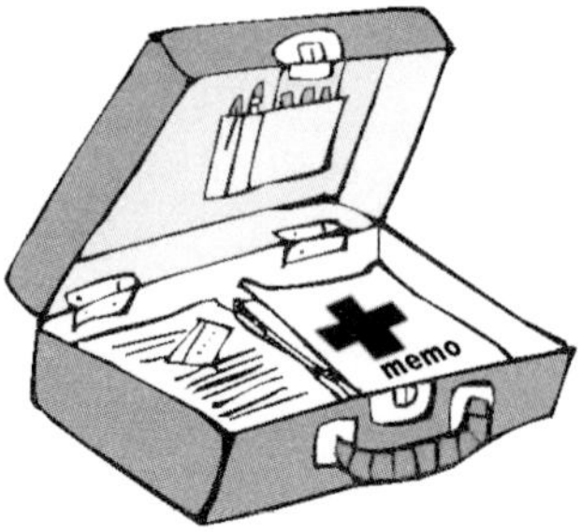

마지막 준비

가장 중요한 일이 남아 있다. 의사의 처방에 의하여 약을 복용하고 있는 모든 여행자는 다음 사항을 지켜야 된다.

- 먹고 있는 약의 이름과 먹는 빈도와 방법을 간단히 영어로 정리하여 지참하도록 한다.
- 담당의사가 직접 써 주든지 여행자가 준비한 것에 서명만 해줘도 좋다.
- 약이 마약을 내포했거나, 약을 주사로 맞아야 하거나, 구하기 어려운 약이면 의사가 병원 처방전에 직접 써 주는 것이 더 좋다.
- 만약 여행자한테 중요한 병이 있다면 의사가 그 병명과 병력을 간단히 써주면 큰 도움이 될 수 있다.
- 전에 심근경색 같은 심장병을 앓았다든가 심장 리듬에 이상이 있으면 최근에 작성한 심전도의 사본을 지참하면 큰 도움이 될 수 있다.
- 모든 약은 원래 담겨진 병 속에 라벨이 붙은 그대로 가지고 다니는 것이 좋다. 입국심사 때 무슨 오해나 의심을 받지 않게 하기 위해서다.

- 인슐린을 맞는 여행자이면 인슐린을 필요로 하는 여행자라는 영문증명을 의사한테 받아 가지고 떠나는 것이 안전하다. 주사기와 특히 바늘에 매우 민감한 출입국 심사 팀이 있기 때문이다.
- 만약 인공심박조율기(페이스메이커)를 착용한 환자가 여행할 경우 떠나기 전에 페이스메이커에 이상이 없나 검사를 받는 것이 좋다.
- 의사의 지시하에 복용하는 모든 약은 화물 속에 넣지 말고 수화물에 넣는 것이 안전하다. 화물이 주인과 갈라지게 되는 경우가 간혹 있기 때문이다.
- 호흡기 장애로 고생하거나 심장병 때문에 최근 입원을 했던 여행자는 여행을 결정하기 전에 계획하고 있는 여정에 관해 담당의사와 의논해 보아야 된다. 의사가 여행을 미룰 것을 권하면 의사의 말을 듣는 것이 현명하다. 그리고 항공기 내에서 보충산소를 공급받는 것이 필요하다면 미리 해당 항공사에 연락하여 그것이 가능한가를 확인해야 된다.

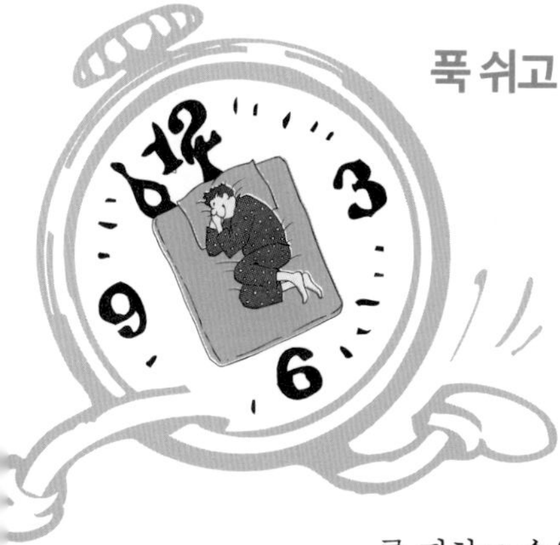

폭 쉬고 떠난다

출발 전야

떠날 때 몸의 컨디션이 좋으면 좋을수록 긴 항공여행에서 오는 피곤함을 줄일 수 있다. 출발 전 2, 3일 간은 과로를 피하고 술을 많이 마시지 않는 것도 중요하다. 매일 운동을 하는 사람이면 평상시와 같은 양의 운동을 하는 것이 좋다. 먹는 것도 평상시와 같이 하든지 조금 양을 줄이는 것도 좋다. 가스 때문에 불편을 겪는 체질이면 적어도 출발 전 2, 3일간은 가스가 많이 발생하는 음식물을 의식적으로 피하는 것이 좋다. 비행 도중에 가스가 팽창하면 더 곤란하기 때문이다(P. 30, 31 참조).

잠은 평상시와 같은 양을 자는 것이 제일 좋다. 그리고 제트래그(jet lag · 비행시차증후군) 증세를 줄이기 위하여 동쪽 방향([예] 인천에서 LA 방향)으로 여행할 사람은 보통보다 조금 일찍 잠자리에 들고 서쪽으로 갈 사람은 반대로 조금 늦게 잠자리에 들면 도움이 된다. 수면 패턴이 약간 바뀌어도 잠을 설치지 않을 수 있는 사람은 한 번 시도해 볼만한 방법이다.

TRAVEL&HEALTH

제2장 비행 도중의 건강

항공여행이 일으킬 수 있는 건강문제

여기서 이야기하는 모든 문제들은 항공시간이 적어도 5, 6시간 걸리는 중거리 이상의 행선지로 여행할 때 해당된다.

요즘에는 항공기가 많이 발달되어 승객들이 겪어야 하는 불편이 많이 줄었다. 대부분의 승객들은 편안하게 그리고 건강에 아무 문제없이 안락한 환경 속에서 여행을 하고 있다. 그러나 아무리 편안하더라도 장시간 항공여행을 하는 동안 우리 몸은 여러 가지로 부담을 갖게 된다.

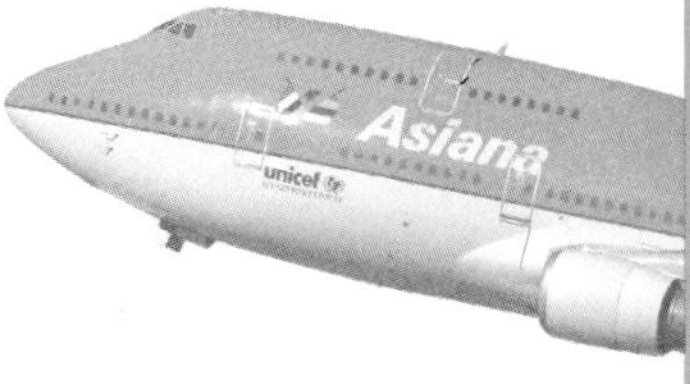

낮은 기압, 희박한 산소

하늘을 향해 높이 올라가면 올라갈수록 기압이 떨어지고 공기 속의 산소 함유량이 낮아진다. 제트기들이 비행하는 11,000미터(약 36,000피트) 높이의 기압은 매우 낮기 때문에 기내의 기압을 상향 조절하지 않으면 산소의 농도가 떨어져 생명을 유지하지 못하게 된다.

1999년 10월 25일 아침 미국의 유명한 골프선수 페인 스튜어트는 세 명의 친구와 소형 개인 제트여객기를 타고 사업차 텍사스주로 향해서 플로리다의 올랜도공항을 이륙했다. 이륙한 지 약 40분 후에 이 항공기는 연락이 끊기고 행방불명이 된다. 이 항공기를 찾으러 올라간 공군전투기는 끔찍한 상황 속에 정처 없이 비행하고 있는 스튜어트의 제트기를 발견한다. 4명의 승객과 조종사 2명이 모두 혼수상태가 되어 앉은 채로 앞으로 구부정히 쓰러져 있었다. 그 비행기는 연료가 다 떨어질 때까지 비참하게 방황하다가 이륙한 지 네 시간 후에 추락하고 말았다. 기내의 기압조절이 잘못되어 충분한 산소공급이 두절되어 일어난 사고이며 기내의 기압이 얼마나 중요한가를 단적으로 보여주는 불상사였다.

우리가 타고 다니는 여객기 객실내의 기압은 보통 고도 1,500미터 내지 2,400미터 지점의 기압과 맞먹는 압력으로 조정되어 있다. 이 고도는 설악산의 높이 또는 그 한 배 반이 되는 높이고 따라서 객실내의 압력은 바로 그만한 고도에 존재하는 압력과 맞먹는다. 그러므로 기내의 산소는 설악산의 한 배 반 정도의 높이에서 마시는 산소만큼 희박할 수 있다고 보아야 한다. 그러면 왜 기내의 압력을 평지와 비슷한 레벨로 올리지 않나? 그것은 기체내의 압력이 올라가 바깥의 기압과의 차이가 커질수록 항공기가 비행하는 데 미치는 영향이 커져서 힘이 더 들기 때문이라고 항공역학 전문가들은 설명한다. 즉 속도와 연료 절약을 위한 일종의 절충이다. 항공생리학자들이 추천하는 기내의 최고 기압은 2,400미터 고지의 기압과 맞먹는 기압이다. 건강한 사람들의 대부분이 십여 시간 견디기에 아무 지장이 없을 만한 공기(산소)를 공급할 수 있는 기압이다. 그러나 노약자는 그렇지 않을 수가 있다. 특히 심장질환이나 호흡기질환으로 고생하는 사람에게는 견디기 힘들만큼 산소가 부족할 수 있기 때문이다. 그렇기 때문에 그런 여행자는 떠나기 전에 담당의사와 의논하여 비행 도중에 산소의 보충공급의 필요성이 있는지 판단해야 된다. 일단 그런 조치가 필요하다고 판단되면 항공사에 연락하여 모든 준비를 갖출 수 있는지를 확인하고 출발해야 된다.

바싹 마른 기내 공기

기내의 습도는 상당히 건조하다. 피부가 마르고 코 속의 점막(조직을 덮은 얇은 껍데기)이 건조해져서 코피가 날 수 있을 정도로 마를 수 있다. 호흡관(기관)이 말라 헛기침을 일으킬 수도 있다. 에어컨 바람을 얼굴을 향해 켜 놓으면 더욱 그렇다. 이때는 물수건을 펴서 얼굴을 덮으면 많은 도움이 된다. 콘택트렌즈를 착용한 사람들이 종종 눈의 염증을 일으키는 것도 바로 기내의 건조한 습도 때문이다. 그런 경험이 있었던 사람은 적어도 장거리 여행을 할 때만은 보통 안경으로 바꾸는 것을 고려해 볼 만하다. 그리고 노출되어 있는 피부는 피부로션을 바르고 문질러주면 도움이 된다.

잊지 않고 찾아오는 불청객 가스

기압이 낮아지고 산소가 결핍해지면 또 하나의 불청객이 찾아온다. 그것은 바로 뱃속의 가스이다. 산소의 농도가 내려가면 기체가 팽창하기 때문이다. 아무리 창자 속에 깊숙이 숨어 있는 가스라 할지라도 이 엄연한 물리적 법칙을 거역할 수 없기 때문에 일어나는 현상이다. 대여섯 시간이 지나면 참을 수 없을 정도로 불편해질 수도 있다. 가스가 직장 근처까지 내려갔다고 생각되면 화장실에 가서 문제를 해결하고 오는 것이 상책이다. 그렇기 때문에 출발 전 2일 정도는 양파, 무, 콩, 팥 등 가스가 많이 생길 수 있는 음식을 피하는 것이 좋다. 가스가 많이 생기는 체질을 가진 여행자는 더욱 그렇다. 비행 도중에 사이다, 콜라 등 가스를 함유한 음료수는 가급적 피하고 물을 마시는 것이 가장 좋다.

개복수술과 가스

이 가스팽창 때문에 일어날 수 있는 중요한 일이 또 하나 있다. 개복수술을 받은 지 며칠밖에 안 된 환자의 경우에 일어날 수 있는 불상사다. 그런 환자의 배는 근육과 피부가 갈라진 채 다시 완전히 아물지 못 하고 간신히 붙어 있는 상태에 있다. 그 와중에 뱃속의 가스팽창이 뱃속의 압력을 올라가게 하는 것이다. 간신히 붙어있는 수술 절개의 상처 자국이 그 압력을 이기지 못하고 다시 열려지게 되면 대단히 어려운 긴급사태로 이어지게 되는 것이다. 개복수술 직후의 뱃속에는 많은 가스가 생기게 마련이며 그 많은 가스가 함께 팽창하면서 상당한 압력을 만들어내기 때문이다.

신선놀음의 세 가지 문제점

출발 준비를 하느라 바빴고 출국수속, 보안검사를 받느라 어느 정도의 스트레스도 받았다. 드디어 구름 위에서 편안한 자리에 기분 좋게 앉아 조용한 음악을 들으며 와인 한 잔 마시는 것을 나무랄 사람은 없다. 바로 이것이 신선놀음이라는 착각마저 하기 쉽다. 물론 와인 한두 잔은 비행 도중이라도 몸에 좋다고 봐야하지만 그 이상의 알코올은 다음 세 가지 이유로 몸에 부담이 된다.

① 산소가 약간이나마 결핍한 환경에서 음주를 하면 술이 몸에 미치는 생리적 영향이 증가한다. 설악산 정상에서 마시는 술이 산 밑에서 마시는 술보다 더 빨리 취하는 것은 경치와 기분이 좋아서만이 아니라 고지의 기압과 결핍한 산소 함유량 때문에 일어나는 현상이다.
② 음주는 배뇨와 이어지고 알코올이 일으키는 배뇨는 탈수를 부추긴다.
③ 비행 도중의 과한 음주는 도착 후에 흔히 따르는 비행시차 증후군(제트래그)의 증세를 악화시킬 수 있다.

"귀가 막히는" 착륙

대부분의 여행자가 이미 경험했던 일이지만 비행기가 착륙하려고 고도를 낮출 때 귀가 먹먹해지고 귓속에서 무엇인지가 터지는 것 같은 증세를 모든 승객이 느낀다. 잠시 후에 귀가 뚫리고 전에도 늘 그랬었듯이 모든 것이 정상이 되고 내릴 준비에 집중하게 된다. 그러나 감기로 고생하는 사람은 이 과정이 상당한 불편과 심지어는 통증, 나아가서는 고막의 파손까지 초래할 수 있는 것이어서 특별한 주의를 요한다.

귀 고막의 바깥쪽을 우리는 외이(外耳 · 바깥귀)라고 부르고 고막의 내부를 중이(中耳)라고 부른다. 고막이 소리를 두뇌에 잘 전달하려면 외이와 중이의 압력이 같아야 된다. 평상시에는 기압이 변하지 않기 때문에 중이의 압력을 조절할 필요가 없지만 자동차로 고개를 급히 오르내리거나 항공기가 착륙하려고 단시간 내에 고도를 낮추면 고막 밖의 압력이 갑자기 오르게 된다. 그 압력에 맞추어 중이의 압력을 올리려면 그 골방 같은 좁은 중이의 공간에 어느 정도의 압력을 재빨리 집어넣어야 한다. 이 과정은 중이와 코의 내부를 연결하는 이관(耳管)이라는 좁은 튜브를 통하여 이루어진다. 귀가 먹먹해지는 현상은 고막 양편의 압력이 같지 않아서 일어나는 것이고 무엇인가가 터지는 듯한 느낌은 압력조절 도중에 고막이 새로운 균형에 적응하는 과정에서 일어난다. 그리고 이때 침을 한번 삼켜 주면 압력조절이 완전히 끝나 정상으로 돌아온다.

한편 감기에 걸린 승객의 경우 이관을 비롯한 모든 호흡기의 조직이 염증 때문에 붓게 된다. 이렇게 부은 이관의 내부는 협소해지고 공기의 통로가 막힐 수 있기 때문에 앞에 설명한 압력조절 과정에 어려움을 겪는 것이다. 좁은 통로를 통해 압력을 갑자기 투입하면 통증을 일으킬 수 있다. 나아가서 이관이 완전히 막혀 버린 경우 고막 양편의 압력의 차이가 커진 상태에서 고막이 파손되는 경우마저 일어날 수 있다. 그러므로 전문의는 그러한 승객들이 출발 전부터 항히스타민제를 복용하고 착륙 한 시간 전에 막힌 코를 열게 하는 혈관수축제 스프레이를 코 속에 뿌리거나 혈관수축제가 들어있는 물약을 한 방울씩을 양 콧구멍에 넣을 것을 권하고 있다. 이관을 포함한 모든 호흡기관의 조직체를 오그라트려 그 튜브 내부 직경을 확대하여 압력의 균등화를 쉽게 하여 고막을 보호하기 위해서이다.

그리고 껌을 씹으면 계속하여 침을 삼키게 되기 때문에 도움이 된다. 어린이나 유아는 착륙하기 위하여 항공기가 내려가기 시작할 때부터 착륙이 끝날 때까지 계속하여 무엇인가를 삼키게 하면 이 과정을 쉽게 넘길 수 있다. 삼킬 때마다 이관을 열어주기 때문이다. 한편 잠자는 동안에는 침을 삼키지 않기 때문에 착륙 과정 동안에 어린이나 유아가 잠자는 것은 좋지 않다.

간신히 열려 있는 정맥의 흐름

항공여행 도중 일어날 수 있는 건강문제 중 가장 심각한 것이 정맥 속의 변화 때문에 생기는 문제이다. 다행히 이 문제는 그렇게 자주 일어나는 일이 아니지만 몇 만 여객 중에 한 사람은 이 문제를 일으킨다니 우리가 완전히 무시해 버릴 수는 없다. 통계적으로 따져 볼 때 매일 해외에서 여행하는 한국인이 줄잡아 2만여 명이고 보면 며칠에 한 번씩 한국인 한 사람이 이 문제를 일으킬 수 있다는 결론이 나온다.

이 문제는 다리를 펴지 않은 자세를 장시간 유지하면서 다리 운동을 못하여 정맥의 흐름이 상당히 느려지기 때문에 생긴다. 우리 몸 아래쪽 정맥 속의 피가 심장으로 돌아가는 데에 가장 많은 도움을 주는 것이 정맥을 둘러싼 큼직한 다리 근육들의 수축이다. 물론 발이나 다리에는 심장과 같은 펌프가 없기 때문에 다리의 아랫부분에서 시작하여 가파른 통로를 경유하여 피가 몸의 상반신으로 올라간다는 것이 여간 어려운 일이 아니다. 다리의 근육이 마치 마사지를 하듯 정맥을 콱콱 눌러줌으로 혈액을 조금씩 그리고 차차 위로 보내주고 있는 것이다. 그렇게 중요한 다리의 근육이 몇 시간 동안 옴짝 못하면서 정맥 속의 혈액은 교통체증 현상을 일으키게 된다. 시원스럽게 움직이지 않는 혈액은 응고될 가능성이 생기고 일단 피가 깊은 정맥 속에서 응고하여 그 핏덩어리가 심장을 통하여 폐로 들어가 동맥을 막아버리면 우리 몸은 아주 위험한 위기에 처하게 된다. 의료인은 이런 문제를 폐색전증이라고 부르고 돌연사와도 연결될 수 있는 긴급한 상황으로 취급한다. 이러한 상황을 예방하기 위하여 다음 몇 가지를 기억하면 큰 도움이 된다.

● 다리를 꼬고 앉는 것은 금물이다. 정맥의 흐름을 악화시키기 때문이다.

● 다리를 가급적 쭉 뻗고 앉는다.

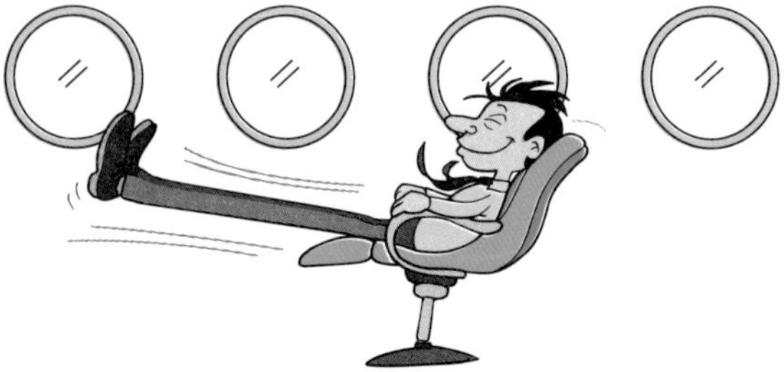

● 다리를 가능한 한 올려 준다. 바닥에서부터 수직으로 잰 심장과 정강이의 높이 차이가 작을수록 혈액의 귀환이 수월해지기 때문이다.

● 앉아 있는 자세에서 종아리 근육을 수축해 준다. 바닥에 발바닥이 닿아 있는 상태에서 양발의 뒤꿈치를 번쩍 쳐들며 의식적으로 종아리를 수축한다. 다섯 번 그렇게 한 다음 반대로 발가락을 번쩍 올리며 종아리를 다섯 번 수축한다. 이 운동을 적어도 삼십 분에 한 번씩 해 준다.

● 두 시간에 한 번씩 기내를 잠깐씩 걸어 다닌다. 혼잡한 기내를 걷는다는 것이 쉽지 않을 수도 있지만 기다리다 보면 좋은 기회가 반드시 온다.

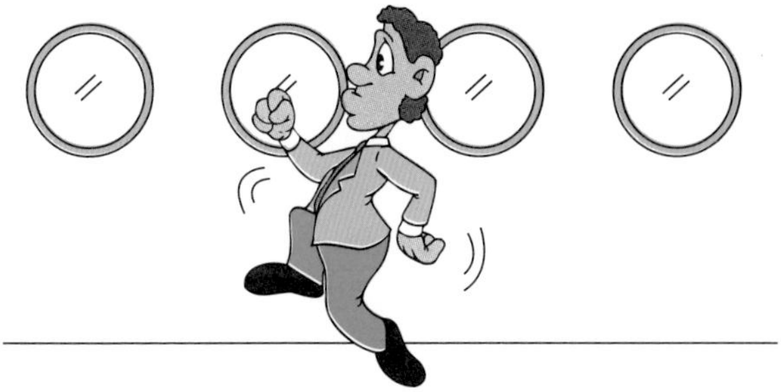

다음과 같은 응혈의 가능성이 보통보다 높은 사람은 더 각별한 주의를 해야 된다.

- 매우 비대한 사람
- 평상시에 운동을 별로 안 하는 사람
- 최근 수술을 받은 사람. 정형외과 수술은 더욱 그렇다
- 암을 가진 사람
- 피임약을 먹는 사람
- 갱년기 때문에 여성 호르몬을 복용하는 사람
- 마약을 복용하는 사람
- 루푸스 같은 면역장애 병을 가진 사람
- 최근 심한 외상을 입은 사람
- 심장병이 있는 사람
- 전에 정맥 속의 응혈로 고생한 병력이 있는 사람
- 정맥이 좋지 않아 하반신이 쉽게 붓는 사람
- 임산부, 특히 임신 5개월 이후

앞에 해당되는 사람은 창가나 중간 자리보다 바깥 자리를 택해서 더 자유롭게 다리의 움직임을 시도해 보도록 한다. 그리고 탈수가 이 증세를 촉진하기 때문에 지나친 알코올 섭취는 절대 금물이다. 담당의사가 허락하면 소아용 아스피린을 하루에 한 정씩 출발 사흘 전부터 복용하는 것도 고려해 볼 만하다.

진저리나는 구름멀미

전에도 차나 배를 타면 멀미를 한 경험이 있는 사람과 항공기를 타면 멀미 때문에 고생하는 사람은 다음 몇 가지를 챙기면 도움이 된다.

- 예약할 때 미리 부탁해서 창가에 앉는다.
- 의자 뒤를 가능한 만큼 젖히고 기대어 창밖을 내다본다. 어느 한 '지점' 을 응시한다.
- 증세가 심한 편이면 키미테 같은 멀미약(스코폴라민 종류) 패취를 구입하여 출발 전날 밤이나 출발 5~6시간 전쯤에 귓밥 뒤에 있는 뼈 위에다 부착한다.
- 증세가 심하지 않은 편이면 먹는 멀미약(스코폴라민 또는 드라마민 등)을 사서 출발 한 시간 전에 복용하고 항공시간이 여섯 시간 이상이면 이륙 후 네 시간마다 한 알 씩 복용한다.
- 비행 도중 알코올 섭취를 피한다. 멀미약을 복용한 승객은

더욱 그렇다.

- 비행 도중 되도록이면 음식을 적게 먹는다.

거기 의사 있나요?

미국에서 일반인이 항공기를 이용하여 본격적으로 여행을 하기 시작한 5, 60년 전만 해도 여승무원 중에는 정규 간호사가 많았기 때문에 웬만한 응급치료는 가능했었다. 그러나 요즘은 간호사가 승무원으로 채용되는 일은 아마 없다고 보아야 한다. 모든 승무원이 간단한 기본훈련은 받았겠지만 그들한테 응급치료를 기대할 수는 없을 것이다. 다행히 승객 중에 의사나 간호사가 있는 경우에는 도움을 청하는 것이 국제 통례이다. 만약 의사가 탑승하지 않았고 사정이 급하다고 기장이 판단하면 육지의 지정병원 의사와 상담하는 것이 대개 가능하다. 비상용 기본약품이 기내에 비치되어 있으므로 의사의 지시에 따라 그 약품을 환자에게 투여하게 된다. 환자의 치료를 위하여 비상착륙을 할 때도 있는데 상황에 따라서 의사의 조언과 항공기의 위치 등을 감안한 후 기장이 최후 결정을 내린다.

- 협심증이나 호흡장애로 평상시보다 어려움을 겪을 때에는 의사가 처방한 약을 지시대로 사용하면서 산소를 보충해 주어야 한다. 따라서 그런 경우에는 서슴지 말고 보충산소를 요

구해야 된다.

- 가슴이 몹시 아프고 어지럽거나 의식을 잃을 것 같은 기분이 들면 급히 승무원에게 알려야 한다. 전에도 심근경색 등 심장병을 앓은 병력이 있는 승객은 더욱 그렇다. 요즘은 식당 같은 웬만한 공공장소 또는 유람선이나 장거리 항공기 등에 체외세동제거기(體外細動除去機 · external defibrillator)를 비치하고 있다. 사람의 심장이 완전히 정지하기 직전에 심장근육이 발작한 근육처럼 움찔거리며 미세하게 떠는 동작을 얼마 동안 하게 되는데 그것을 의료인은 심실세동이라고 부른다. 그렇게까지 된 심장은 정지 직전인 만큼 아주 위급한 지경에 이른 것이라서 긴급히 전류를 심장근육에 전달하지 않으면 때를 놓치게 된다. 그 전류를 전달하는 기계가 바로 체외세동제거기인 것이다. 이 장비를 갖춘 항공기의 승무원은 이 기계를 사용하는 방법을 충분히 습득했기 때문에 손쉽게 이런 곤경을 다룰 수 있다고 보아도 좋다. 또 이 기계는 정말 심장이 심실세동의 상태에 있는지도 쉽게 가려낼 수 있으므로 아무 영문도 없이 가슴에 전기 찜질을 당할 염려는 없다.

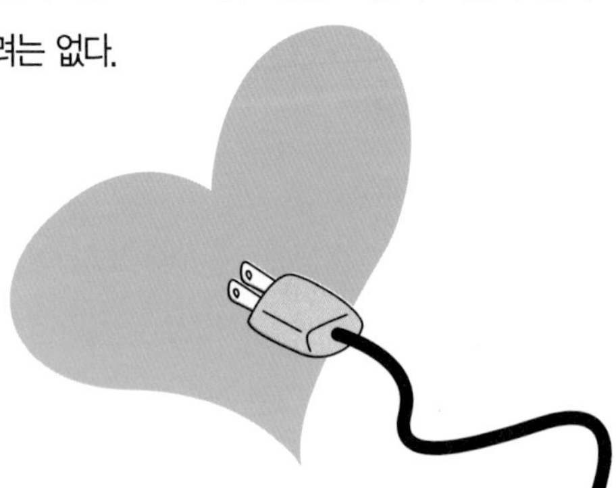

공항과 공항 사이에서 일어나는 공황발작

밀폐공포증 (claustrophobia),
광장공포증 (agoraphobia),
공 황 발 작 (panic attack)

밀폐공포증은 좁은 공간에서 한동안 시간을 보내야 할 경우 답답하고 무서워서 무슨 큰 재앙이나 참변이 곧 들이닥칠 것 같은 공포감에 휩싸여버리는 일종의 신경성 이상상태이다. 우리가 보통 생각하는 것보다 드물지 않은 증세로 미국에서는 누워서 좁은 터널 속에 들어가 받아야 하는 엠알아이(MRI)라고 하는 검사를 이 증세가 심해서 못 받는 환자가 상당수에 달한다. 결국은 밀폐되지 않은 환경에서 이 검사를 받을 수 있는 특수 엠알아이가 개발되었다. 그런데 전에는 일반 엠알아이로 아무 어려움 없이 검사 받던 환자도 이제는 비밀폐 엠알아이를 선호하는 경향이 뚜렷하다. 이것을 보면 이 증세를 경미하게 경험하면서도 어쩔 수 없이 참고 검사를 받았던 환자들이 많았던 것이라고 정신질환 관계 전문가들은 해석하고 있다. 또 이 증세의 사촌쯤 되는 광장공포증은 옛날 희랍에서 군중들이 꽉 들어찬 광장이나 시장(희랍 말로 agora)에 가면 공포증을 느끼는 사람들이 있다고 하여 생긴 병명이다. 물론 광장이나 시장 자체가 무서운 것이 아니라 그곳에 모인 군중이 두려웠던 것이다. 사람들로 가득 찬 747 항공기 같은 점보제트기에는 몇 백

명의 군중(여객)이 몰려있고 따라서 비행 도중 이 증세가 나타나는 사람이 종종 있다. 이들 중 대부분은 불안감에 조마조마하면서 항공여행을 마치지만 일부는 상당한 증세를 경험한다. 가슴이 뛰고 숨이 가빠지고 어지럼을 느끼기도 한다. 손가락 등이 저려오고 어쩔 줄 몰라하며 당황하는 수도 있다. 이런 상태를 일으키는 증세를 공황발작이라고 의사는 부른다. 이 증세가 극단적으로 발전하면 소리를 지르고 옆자리 승객에게 횡포까지 저지르는 발작 상황을 빚어내기도 한다. 이것은 항공여행 도중에 일어나는 격노이기 때문에 항공분노증(air rage)이라는 새로운 병명으로 구별한다. 이런 경향이 있는 여행자나 전에 비행 도중 비슷한 증세를 일으켰던 사람은 단시간 동안에만 작용하는 적은 양의 아티반(Ativan) 같은 진정제를 출발 한 시간 전에 복용하든지 증세를 느끼기 시작할 때 복용하면 도움이 될 수 있다. 공황발작 증세의 경험이 있는 사람은 의사와 의논하여 베타차단제(프로팔라놀롤 · propalanolol 등)를 고려해 보는 것이 바람직하다.

항공여행을 피하는 것이 좋은 사람

위급한 일이 생길 가능성이 높은 사람은 비행기를 타지 말자.

여행자 자신의 건강과 안전을 위하여 그리고 다른 여객의 안전과 건강을 위하여 다음에 열거한 사람은 항공여행을 삼가는 것이 좋겠다는 것이 국제 항공 그리고 보건 권위자들의 의견이다. 따라서 항공사는 그런 상태에 있는 사람의 탑승을 특별한 예외로 취급하지 않는 한 허가하지 않는다.

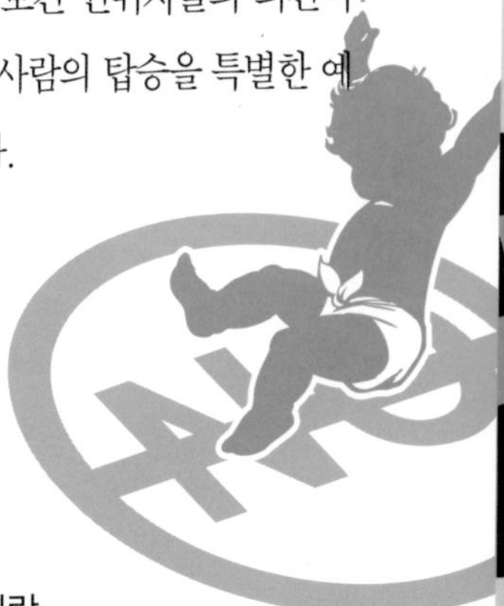

- 탄생한 지 7일 이내의 신생아
- 4주 이내에 분만 예정인 임산부
- 분만한 지 일 주 이내인 산모
- 심한 감기를 앓고 있는 사람
- 고열을 동반하는 질병을 앓고 있는 사람
- 이관(耳管)이 막힌 사람
- 가만히 쉬고 있어도 협심증을 일으키는 사람
- 최근에 급성 심근경색을 앓은 사람
- 심한 호흡장애로 가만히 있어도 숨이 가쁜 사람
- 최근 개복수술을 받은 사람
- 최근 뇌졸중을 앓은 사람
- 최근 뇌수술을 받은 사람과 뇌에 외상을 입은 사람
- 뇌 속의 압력이 높다고 의사로부터 진단 받은 사람
- 고혈압의 조절이 나빠서 최고혈압이 200 이상인 사람
- 심한 정신질환으로 판단력을 잃은 사람
- 치료되지 않은 공황발작 증세를 갖고 있는 사람
- 항공분노증의 병력을 가진 사람

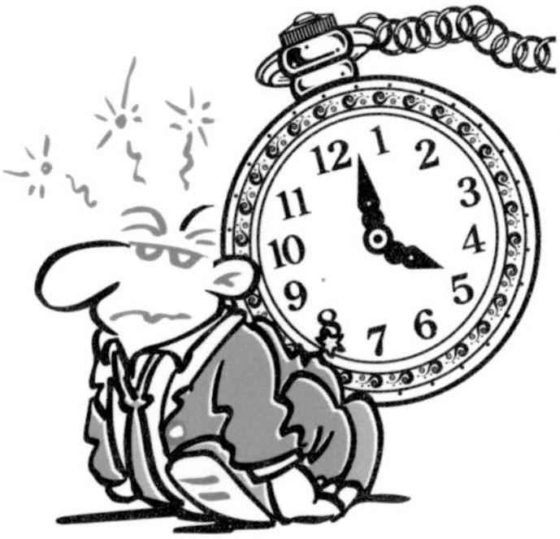

순리를 거역했기 때문에 치르는 대가
제트래그(jet lag)

장시간 동안 동서 방향의 항공여행을 마치고 난 모든 여행자들이 경험하는 것이 제트래그이다. 제트래그는 몸의 생물학적 시계가 시차에 순응하는 데 걸리는 시간보다 빠른 속도의 수단으로 여러 시간대를 통과해서 여행한 후, 몸의 생리가 시간적 갈등에 처하게 되어 생기는 증세를 말한다. 우리 몸의 모든 중요한 생리적 작용은 일정한 시간표를 따르게 되어 있다. 이 시간표는 뇌 속에 위치한 시상하부라는 호르몬 분비의 조절을 총

지휘하는 기관이 정해놓은 하루 24시간을 기준으로 하는 소위, 일주기성 리듬(日週期性 · circadian rhythm)을 따르게 되어있다. 그런데 너무 빨리 여행을 하는 바람에 몸이 그 리듬을 적절히 조절하는 데 걸리는 72시간을 훨씬 앞질러서, 몇 개의 시간대를 바꾸어 놓았기 때문에 몸은 완전히 리듬을 잃게 되는 것이다. 이것은 자연생리의 원칙을 위반했기 때문에 생기는 문제인 만큼, '뉘우치는(?)' 기분으로 근신하고 몸이 리듬을 되찾을 때까지 기다리는 수밖에 도리가 없다. 아무리 노력을 한다고 해도 제트래그의 증세로 3, 4일간 시달리는 것을 완전히 피하기는 어려울 것이다. 자연의 순리를 어겨서 그렇거니 생각하고 받아들여야 한다. 그러나 다음 몇 가지가 제트래그의 증세를 줄이는 데 도움이 될 것이다.

- 행선지가 서쪽에 있으면(예를 들어 뉴욕에서 인천행) 떠나기 2~3일 전부터 보통보다 1~2시간 늦게 잠자리에 들고, 반대로 행선지가 동쪽에 있으면(예를 들어 인천에서 뉴욕행) 보통보다 1~2시간 일찍 잠자리에 들어본다.
- 떠나기 이틀 전부터 물과 주스를 넉넉히 마신다. 보통 때보다 배뇨를 많이 하게 될 때까지 수분을 취한다. 비행 도중에도 수분을 넉넉히 섭취한다.
- 떠나기 전과 비행 도중 음주를 가능한 한 피한다. 비행 도중의 과대한 알코올 섭취는 제트래그의 증세를 더욱 악화시

킨다.

- 비행 도중에 커피와 차 등 카페인을 함유한 모든 음료수를 가능한 한 피한다.

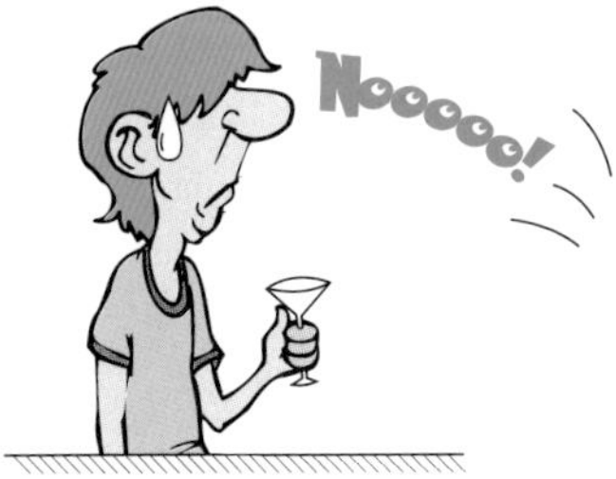

- 비행 도중에 잠을 너무 많이 자도 도착 후에 정상적인 수면을 취하는 데 방해가 될 수 있다.
- 시간이 어떻게 변했더라도 매 24시간 동안 여행 전 하루에 취했던 만큼의 잠을 자도록 노력한다.

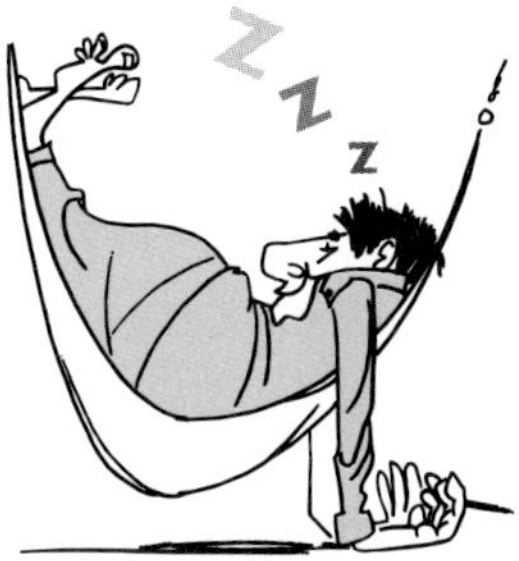

- 비행 도중과 도착 후에 잠이 안 온다고 잠 오는 약이나 신경안정제를 복용하는 것은 여러 가지 이유로 바람직하지 않다. 약이 꼭 필요하다고 생각하면 처방전 없이 살 수 있는

항히스타민제(antihistamine)나 멜라토닌(1~2mg)을 복용해 본다. 멜라토닌은 처방전 없이 약국(drug store)이나 비타민 등을 판매하는 소위 건강식품점(health food store)에서 살 수 있는데, 자연산물(natural product)보다는 합성산물(synthetic product)이 더 순수할 가능성이 높다.

- 여행 전에 운동을 하던 사람은 도착 후에도 계속하여 비슷한 양의 운동을 한다. 단 취침시간 2 시간 이내의 운동은 피하는 것이 좋다.
- 도착 직후 식사는 보통보다 적게 하며, 카페인이 들어있는 음료수는 계속 피한다.
- 도착 이후에도 과음은 절대 금물이다. 도착 후 몸이 회복되기 이전의 알코올 섭취와 비행시차증후군의 증세하고도 밀접한 관계가 있다.
- 도착 후, 하루에 적어도 두 시간씩 밝은 태양 아래서 활동을 한다. 취침한 후 정상적인 수면은 두뇌에서 분비되는 화학물질들의 영향에 의해 이루어지며 이 화학물질들의 적절한 생성은 두뇌가 감수하는 광선의 강도에 크게 의존한다. 따라서 어두운 방에서 잠을 청해 보기 전에 강도 높은 광선에 두뇌를 노출하여 분명히 한낮이 지나갔다는 사실을 두뇌로 하여금 믿게 하는 것이다. 그야말로 선의의 기만행위다.

● 도착 후 몸이 리듬을 되찾을 때까지 심신의 피로를 가능한 한 피하도록 노력한다.

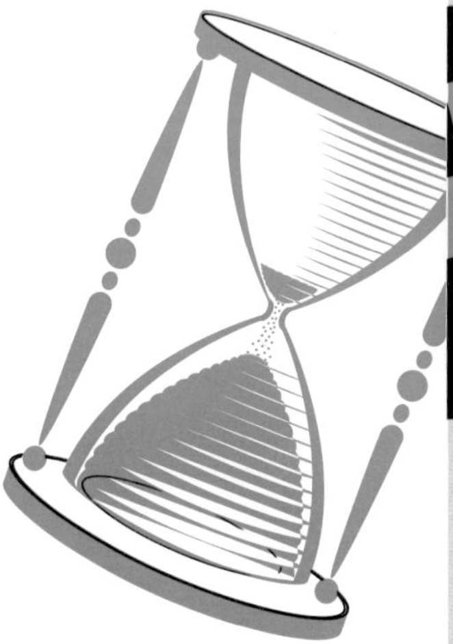

시간은 뒤죽박죽이 되었어도 약은 제때에 먹는다

의사의 처방에 의하여 매일 일정한 시간에 약을 복용했던 여행자는 동서 방향으로 오랜 항공여행을 할 때 약에 따라서 조절이 필요할 수 있다.

피임약, 갑상선호르몬, 여성호르몬, 소염진통제, 비타민, 칼슘, 철분 등

앞에 열거한 약을 포함한 매일 복용하는 대부분의 약은 시간이 바뀌는 것에 구애를 받지 않고 떠나기 전에는 출발지 시간에 맞추어, 그리고 도착 후에는 그곳 시간에 맞추어 전과 똑같이 복용한다. 약에 대해서 한 가지 강조하고 싶은 것은 특별한 이유가 없는 한 여행 직전에 새로운 처방 약을 복용하기 시작하는 것은 피하는 것이 현명하다. 처방에 의하여 복용하는 대부분의 약은 복용 시작 후 며칠 이내에 뜻하지 않았던 부작용이 일어날 가능성이 있기 때문이다.

고혈압 때문에 먹는 약

이 약은 출발 전에는 현지시간에 맞추어 그리고 도착 후에는 현지 시간에 맞추어 먹는다. 한국에서 미국으로 여행할 때에는 여행하는 날의 시간이 몇 시간 단축되기 때문에 평상시보다 약을 약간 더 먹게 되고 반대로 미국에서 한국으로 돌아가는 날에는 평상시보다 약간 덜 먹게 되는 것은 사실이다. 그러나 대부분의 혈압약의 경우 그 정도의 변화로 일어나는 영향은 1, 2일 이내에 완전히 중화되기 때문에 건강에 아무 문제가 없다. 그러나 혈압약에 관한 다음 두 가지 주의사항은 꼭 기억하자.

① 시간도 바뀌고 여러 가지로 번거롭기 때문에 목적지에 완전히 정착할 때까지 하루나 이틀 동안 약을 중단하는 사람이 있는데 이것은 위험을 초래할 수 있기 때문에 절대로 금물이다.

② 알파차단제에 속하는 약을 새로 시작하는 것은 여행 이후로 미루는 것이 바람직하다. 그 약은 첫 3, 4일간 양을 조절해야 하기 때문이다.

당뇨병 약 중 경구혈당강하제

먹는 당뇨병 약의 경우는 다음과 같이 복용한다.

- 매일 한번 먹는 약은 현지시간에 따라서 매일 먹는다.
- 식사시간에 맞추어 먹는 약은 출발 전, 비행 도중, 그리고 도착

이후를 막론하고 식사를 할 때마다 원래의 지시대로 식전에 먹는 약은 식전, 식사와 함께 먹는 약은 식사와 함께 먹으면 된다.

혈액 응결 강하제

하루에 한 번씩 먹는 약 중에서 혈액의 응결성을 강하시키기 위해서 먹는 쿠마딘 같은 약은 되도록 복용 사이의 시간이 일정해야 되기 때문에 다음과 같이 시간을 바꾼다.

- 한국에서 미국의 서해안으로 여행할 때, 매일 밤 아홉시에 약을 먹었으면 한국을 떠나기 이틀 전에는 열시, 떠나기 전날 밤에는 11시에 먹는다. 미국에 도착하여 미국 서부 시간으로 새벽 여섯시가 서울의 밤 11시에 해당하므로 미국에서는 아침 7시에 그 약을 복용한다. 만일 미국에 몇 주 이상 체류하는 경우이면 매일 한 시간씩 늦추어 약 2 주 걸려 저녁의 편리한 시간으로 옮긴다. 그러나 체류기간이 2 주 이내면 그대로 아침 7시에 복용하다가 한국에 돌아와서 첫날은 밤 11시에, 그리고 매일 한 시간씩 앞당겨 먹어서 2, 3일 내로 여행 전과 같은 밤 아홉시로 돌아가는 것이다.
- 반대로 미국 서해안에서 한국으로 가는 경우, 미국에서 밤 10시에 먹었으면 비행 도중에라도 미국시간으로 밤 10시가

되면 약을 다시 먹고, 한국에 도착해서는 한국시간으로 오후 3시에 약을 먹는다. 한국에서 장기체류를 할 사람이라면 도착 하루 후부터 하루에 한 시간씩 늦추어 한 주쯤 걸려 원래 약 먹던 시간으로 돌아가는 것이다.

항생제와 일부 심장약

하루에 두 번 내지 네 번씩 먹던 이들 약은 약의 작용시간이 비교적 짧은 약들이다. 그런 약은 여행자가 어디 있든지 두 번 먹던 약은 매 12시간, 세 번 먹던 약은 매 여덟 시간, 그리고 네 번 먹던 약은 매 여섯 시간에 한 번씩 복용해야 된다. 여행지에 도착하여 그 스케줄이 복잡할 가능성이 있게 마련이어서 점차적인 조정이 불가피할 것이다.

예를 들어 한국에서 아침 7 시, 오후 4 시, 그리고 밤 11 시에 먹던 약이면 LA에 도착 후 첫날은 오후 3시, 밤 10시, 그리고 새벽 6 시에 먹는다. 그것이 좀 불편하면 다음 날부터 한 시간 더 늦추어 오후 4시, 밤 11시, 그리고 아침 6 시로 바꿀 수 있다. 물론 비행 도중에는 출발지 시간에 맞추어 전과 같이 정확한 시간에 약을 먹어야 한다.

예를 하나만 더 들어 설명해 보자.

예

출발 전 한국에서 심장의 박동을 조절하기 위하여 P라는 약을 매 여섯 시간에 한 알 씩 새벽 6 시, 정오, 저녁 6 시, 그리고 밤 12 시에 이 약을 먹었다면 떠나는 날은 집에서 정상대로 약을 먹는다. 공항에서나 비행 도중에도 서울 시간에 맞추어서 약을 복용한다. 미국의 서해안에 도착해서도 계속 서울 시간에 맞추어 약을 먹는다. 한국에서 약 먹던 시간이 현지 시간으로는 새벽 5시, 오전 11시, 오후 5시, 그리고 밤 11 시에 해당된다. 그 시간이 불편하면 도착 후 첫날 새벽부터 한 시간씩 늦추어 며칠 이내에 다시 서울에서 먹던 시간대로 약을 복용하게 되는 것이다.

인슐린의 조정

동서 방향으로 시차가 여섯 시간 이상 되는 곳으로 여행할 때는 인슐린의 양과 시간을 조절하는 것이 필요하다.

☞ 한국에서 미주로 여행할 때나 유럽에서 한국으로 돌아갈 때

◆하루에 한 번 맞는 경우

- 출발일 아침 – 평상시와 같다.
- 도착 후 첫날 아침 – 보통의 2/3.
- 도착 후 첫 날 아침 인슐린을 맞고 10 시간 후 – 혈당이 180mg 이상이면 나머지 1/3을 맞는다.
- 도착 후 이튿날 아침부터는 출발 전과 같이 맞는다.

◆ 하루에 두 번 맞는 경우

- 출발일 아침 – 평상시와 같다.
- 출발일 오후 – 평상시와 같다(출발시의 시간에 따라서 공항에서나 비행 도중에 맞는다).
- 도착 후 첫날 아침 – 평상시 아침 인슐린의 2/3를 맞는다.
- 도착 후 첫날 아침 인슐린 맞고 10시간 이후 –
  혈당이 180mg이하면 평상시의 오후 인슐린을 맞는다. 만약 혈당이 180mg 이상이면 평상시의 오후 인슐린과 나머지 아침 인슐린을 합쳐서 맞는다.
- 도착 후 이튿날 아침부터는 출발 전과 같이 하루에 두 번씩 맞는다.

☞ 미주에서 한국으로 돌아가거나 한국에서 유럽으로 여행할 때

◆ 하루에 한 번 맞는 경우

- 출발일 아침 – 평상시와 같다.
- 출발일 아침 인슐린 맞고 18시간 후 – 만약 혈당이 180mg 이상이면 아침 인슐린의 1/3을 맞고 군것질이나 간단한 식사를 취한다.
- 도착 후 첫날 아침부터 – 평상시의 인슐린을 맞는다.

◆ 하루에 두 번 맞는 경우

- 출발일 아침 – 평상시와 같다.
- 출발일 오후 – 평상시와 같다(출발지의 시간에 따라서 여행자의 위치를 막론하고 제시간에 맞는 것이 중요하다).
- 출발일 아침 인슐린을 맞고 18시간 이후 – 혈당을 검사하여 혈당이 180mg이상이면 아침 인슐린의 1/3을 맞고 군것질이나 간단한 식사를 취한다.
- 도착 후 첫날 아침부터 – 평상시와 같은 양의 인슐린을 평상시와 같은 시간에 맞는다.

만약 하루에 1 회이건 2 회이건 평상시에 레귤라 인슐린을 섞었으면 여행 도중에도 레귤라 인슐린은 전과 마찬가지로 섞어준다. 그리고 2/3, 1/3 등의 계산에 레귤라 인슐린은 계산하지 않는다. 다음에 나오는 예를 참조하면 이해하기가 쉬울 것이다.

예

한국에서 평상시 아침에 NPH 24유닛과 레귤라 8유닛을 맞고 저녁 식사 30분 전에 NPH 인슐린 12유닛을 맞았다. 여행자는 오후 4시발 항공기로 인천서 LA로 여행한다.

출발일 아침 7시에 평상시와 같이 NPH 24유닛과 레귤라 8유닛을 합쳐서 맞는다.

출발일 오후 6시, 그러니까 아침 인슐린 맞고 11시간 그리고 이륙하고 약 두 시간 있다가 NPH 12유닛을 맞는다.

출발지 시간으로 그 다음 날 자정(도착지 시간으로 아침 7시)에 NPH 16유닛(보통의 2/3)과 레귤라 8유닛을 맞고 항공기에서 아침식사를 한다.

도착지 시간으로 오후 5시(아침 인슐린 맞고 10시간 후)에 혈당을 측정한다. 혈당이 190mg으로 나왔다. NPH 20(보통 오후에 맞는 12유닛과 아침에 덜 맞은 8유닛을 합한 것)을 맞고 저녁을 먹는다. 만일 혈당이 140mg으로 나왔으면 NPH 12유닛만 맞는다.

다음날(도착 후 이튿날) 아침부터는 출발 전과 똑같은 양의 인슐린을 평상시와 같이 맞는다.

인슐린에 관하여 여행자가 기억해야 할 일들

- 인슐린, 주사기, 그리고 바늘은 반드시 수화물 속에 넣어서 운반한다.
- 인슐린을 맞는 환자라는 증명서가 있으면 편리할 때가 많다. 그 증명서에는 의사의 이름, 전화번호, 맞는 인슐린의 양과 종류들이 적혀 있는 것이 중요하다.
- 충분한 양의 인슐린, 주사기와 바늘, 그리고 소독에 필요한 품목을 출발하기 전에 구입하여 가져간다.

- 평상시에는 쓰지 않았더라도 레귤라 인슐린(물같이 투명한 신속형 인슐린)을 한 병 구해 가지고 가는 것이 좋다. 담당의사나 약사 혹은 간호사한테서 레귤라 인슐린의 사용법을 배우는 것도 물론 중요하다.
- 인슐린은 반드시 냉장고에 항상 저장해야 된다고 생각하는 것은 잘못이다. 사실은 실내온도에 저장한 인슐린이 가장 알맞게 작용한다. 하루 이상 사용하지 않을 인슐린은 냉장고에 보관하는 것이 적절하다. 그렇기 때문에 하루나 이틀 동안 짐 속에 넣어서 운반을 해도 인슐린 기능에 아무 지장이 없다.

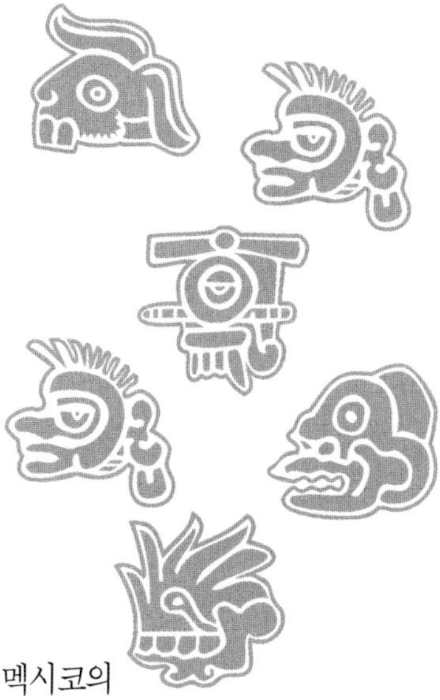

몬테주마의 복수
(Montezuma' s Revenge)

설사 이야기를 하기 전에 멕시코 역사를 더듬어 보며 잠깐 비약해 보기로 하자.

13세기부터 16세기 초반까지 멕시코의 아즈텍(Aztec)제국은 찬란한 문화를 자랑하는 강력한 나라로 발전하게 된다. 16세기 초반에 그 아즈텍제국을 지배하던 황제의 이름이 바로 몬테주마 2세였다. 그런데 1519년에 코르테즈

(Cortez)가 스페인의 침략군을 이끌고 아즈텍에 상륙하게 된다. 몬테주마는 코르테즈가 하나님의 후손이라고 착각하고 융숭한 대접을 하며 멕시코를 떠나 줄 것을 종용한다.

그렇다고 침략의 흑심을 품고 거기까지 간 코르테즈가 순순히 떠날 리가 없다. 그러나 아즈텍의 위력과 몬테주마의 절대적인 지배력에 겁을 먹게 된 코르테즈는 마침내 몬테주마를 인질로 잡는 데 성공한다. 그리고 자기의 군사력보다 훨씬 막강한 아즈텍의 군대한테 섬멸 당할 위기를 피해 보려고 안간힘을 다하게 된다. 코르테즈는 몬테주마에게 아즈텍의 군인들에게 공격을 중지하라고 설득할 것을 강요한다. 코르테즈에게 강요당해 아즈텍 군중 앞에서 연설을 하던 몬테주마는 연설을 끝내기도 전에 돌에 맞아 죽게 된다. 바로 조선왕조의 중종이 나라를 다스리고 있던 1520년에 일어난 일이다. 몬테주마를 살해한 돌이 과연 어느 쪽이 던진 돌인지를 역사가 분명히 밝히지는 못했다. 그러나 그 후 대대로 이어지는 멕시코의 후손들 중에 코르테즈가 이끄는 백인들에 의하여 그들의 위대한 황제가 죽었다는 것을 믿지 않는 사람은 아무도 없다. 언제부터 시작되었는지는 확실치 않지만 백인들은 그 후 멕시코나 다른 유색인종의 나라에 가서 심한 설사를 하게 되면 그것이 바로 "몬테주마의 원한을 달래 주려는 복수"라고 믿게 된 것이다. 아마도 그들 조상의 죄를 슬그머니 자책하는 마음에서 나온 표현일 것이다.

경제가 개발된 나라에서 경제가 자기나라보다 덜 개발된 나라로 여행하는 사람이 가장 흔히 부딪치는 건강문제가 바로 설사다. 그렇기 때문에 우리나라 사람들이 미주나 서유럽지대를 여행할 때는 별로 설사 때문에 고생하지 않는다. 그러나 우리나라의 젊은 여행자가 중국, 동남아 또는 인도나 아프리카 혹은 남미 쪽으로 여행할 때는 설사를 할 가능성이 많다. 특히 소위 386세대나 그보다 젊은 여행자는 그들의 전 세대 사람보다 훨씬 좋아진 위생환경 아래서 자라났기 때문에 나이 많은 세대보다 균 같은 병 매체에 대항하는 면역력이 훨씬 약하다. 면역력이 감소된 사람이 병에 대항하는 힘이 약하고 또 그런 사람들이 병에 잘 걸리는 것은 당연한 것이다. 우리나라의 젊은 세대가 여행자의 설사(이하 '설사' 로 부름)나 또 다른 감염성 질병에 걸릴 확률은 앞으로 점점 더 늘어갈 것이다. 그 이유로는 두 가지를 들 수 있다. 첫째로 우리나라는 점점 경제가 좋아지고 생활환경이 청결해질 것이라는 사실은 쉽게 예측할 수 있다. 따라서 우리나라 위생환경과 경제발전에 한참 뒤떨어진 나라들의 위생환경의 차이는 점점 더 벌어질 것이라고 보아야 하고, 우리나라 여행자들이 그런 나라에 가서 감염성질환을 얻게 되는 일은 점차 더 많아질 것이다.

둘째 이유는 우리나라 여행자도 해외여행이 보편화되면서 그들의 해외여행의 행선지가 더 다양해지고 이색적(exotic)이 될 것이라는 점이다. 이색적인 목적지는 흔히 더 전통적이고 원시적이어서 위생환경 면에서 볼 때 병을 얻을 가능성이 훨씬 더 높다. 결국 이 설사는 앞으로 우리나라 여행자를 점점 더 괴롭힐 것이 분명하다.

몬테주마의 복수군은 누구냐?

백인들이 '몬테주마의 복수' 라고도 흔히 부르는 설사는 음식물이나 마시는 식수 속에 섞여있는 균이나 다른 성분 때문에 생긴다. 물론 여행자의 면역성이 이겨내지 못하는 병균이 저지르는 일이다.

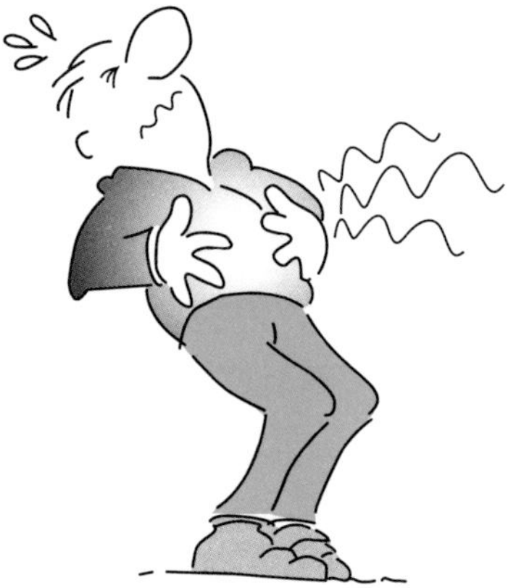

이 병은 선진국 여행자를 오랫동안 세계 각처에서 끈질기게 괴롭혀 왔던 장본인이어서 오래 전부터 서방 선진국 과학자들이 꽤나 집착하는 연구대상이다. 그렇기 때문에 우리는 이 병에 대하여 비교적 많은 지식을 갖고 있다.

설사는 대부분 박테리아가 저지른다

대부분의 설사는 박테리아에 의해서 일어나는 것으로 여러 연구결과는 보여 주고 있다. 설사의 원인은 박테리아 외에도 여러 가지가 있고 이것은 여행지에 따라서 차이가 있다. 동남아시아에서 일어나는 설사의 60% 가량이 박테리아가 원인이고 약 15%가 기생충, 약 5%가 바이러스, 그리고 약 20%가 원인이 밝혀지지 않은 케이스인데 비해 중남미 설사의 75%가 박테리아에 기인하고 있고, 약 5%가 바이러스, 그리고 역시 약 20%가 원인불명의 설사다. 아프리카의 경우는 아시아의 경우와 비슷하게 숫자가 나와 있다.

박테리아

박테리아의 대부분이 대장균인 이콜라이로 밝혀졌다. 그 다음으로 많은 케이스가 캠필로박터(campylobacter jejuni)라는 흔히 닭을 통해서 옮겨지는 박테리아인데 아주 어려운 후유증을 일으킬 수 있다. 이질을 일으키는 쉬겔라 균도 이질과는 다른 설사를 일으킨다는 연구결과도 있다. 이 쉬겔라라는 균도 후에 비뇨기관의 질환, 눈의 염증 그리고 관절염을 일으키는 라이터의 증후군(Reiter' s syndrome)을 일으킬 수 있어서 설사가 끝나고도 방심을 불허한다.

기생충

설사를 일으키는 기생충 중에 가장 흔한 것이 기아디아(Giardia)와 엔트아메바(Entamoeba)라는 기생충이고, 다음으로 흔한 것이 크립토스포디움(Cryptospordium)과 싸이클로스포라

(Cyclospora)라는 기생충이다. 한국인 여행자가 요즘 자주 찾는 러시아의 문화도시 세인트 피터스버그(구 레닌그라드)에 기아디아와 크립토스포디움 때문에 생기는 설사가 여행자 중에서 자주 일어나고 있다면 독자들은 좀 의아하게 생각할지도 모르겠다. 한편 네팔에서는 싸이클로스포라에 의한 설사가 흔하다.

우리가 아직까지는 크게 걱정 안 했던 이 설사는 세계 각 지역에 넓게 만연되어 있기 때문에 특히 앞으로 점점 더 우리나라의 젊은 여행자를 감염시킬 것은 뻔한 사실이다. 따라서 앞으로 우리나라 여행자는 이에 대한 충분한 이해와 각별한 주의가 필요하다.

설사의 경과

설사는 대개 목적지에 도착해서 2, 3일 후부터 한 주일 이내에 시작한다. 배가 아프며 설사를 시작하는데 적어도 하루에 서너 번 설사를 하게 된다. 대부분의 여행자는 3, 4일 간 설사를 하고 아무렇지도 않게 회복하지만 앓는 동안은 많은 사람이 쥐어뜯는 듯한(crampy) 복통 때문에 고생한다. 그리고 약 10%가 구토를 하고, 약 10%가 오열을 경험하며, 약 15%는 피가 섞인 설사를 하게 된다. 회복은 비교적 빠른 편이어서 약 20%는 하루 정도 앓고 회복한다. 그러나 약 60%는 2, 3일부터 1 주일 정도 앓게 되며, 약 15%는 1 주일 이상 앓는다. 그러니까 이 설사를 앓는 사람의 거의 75%가 오래 전부터 기대했던 그들의 즐거운 여행 스케줄을 이행하지 못하는 불행을 경험하게 된다.

또 한 가지 중요한 것은 어느 나라 여행자이건 여행자가 젊고 나이가 어리면 어릴수록 이 병에 걸릴 가능성이 더 높고, 또 회복하는 데 시간이 더 걸린다는 사실이다. 한편 나이가 많은 사람들은 비교적 이 설사에 덜 걸린다. 아마도 산전수전 다 겪은 몸이라서 설사를 일으키는 세균 대부분에 대한 어느 정도의 면역성도 갖추었기 때문일 것이다.

끓이고 익히고 까서 먹는다

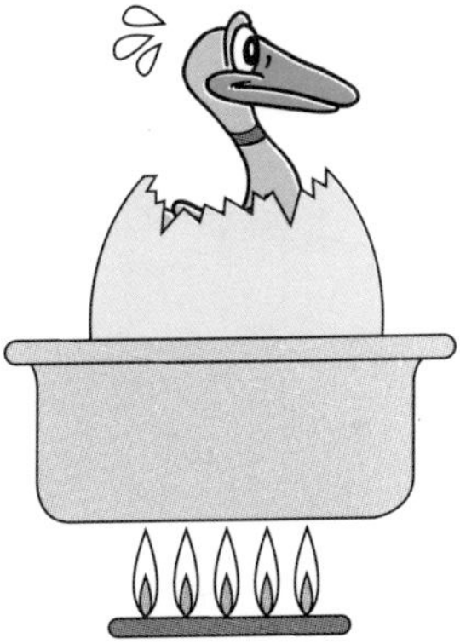

설사는 분명히 좋지 않은 위생환경에서 준비된 음식에 병균이 들어가서 생기기 때문에 음식 선택에 신경을 써야 한다. 옛날부터 서방의 권위자들은 외국에 가서 설사를 방지하기 위해서는 "끓이든지, 익히든지 껍질을 까든지, 그렇지 않으면 아예 먹을 생각을 하지도 말라!" ("Boil it, cook it, peel it, or forget it!")라는 말로 가르쳐 왔다. 요즘 보건전문인도 "우리 귀에 익은 오래된 이 교훈은 지금도 따라야 한다" 하며 역시 위생환경이 좋지 않은 지역을 여행할 때에는 음식을 날로 먹으면 안 된다는 점을 강조하고 있다.

구체적으로 다음 사항을 특히 주의해야 한다.

① 길가에서 파는 음식은 절대로 사 먹지 않는다.

② 껍질에 흠이 있는 과일은 절대로 먹지 않는다.

③ 껍질에 흠이 없는 과일은 깨끗이 씻어서 껍질을 벗기고 먹는다.

④ 샐러드는 먹지 않는다. 아무리 고급 호텔이라도 먹지 않는 것이 안전하다.

⑤ 고기 요리는 완전히 익힌 것만 먹는다. 닭고기와 제육은 더욱 그렇다.

⑥ 요리는 상에 가져왔을 때 입에 못 댈 정도로 뜨거워야 한다.

⑦ 만일 수프가 뜨겁지 않으면 다시 끓여오라고 부탁한다. 끓였던 음식도 식혀서 오래 놓아두면 균이 다시 생기기 때문이다.

⑧ 생선은 절대로 날로 먹으면 안 된다. 게, 새우, 굴 등 갑각류 해산물은 더욱 그렇다.

⑨ 제일 안전한 것은 자기 자신이 직접 재료를 구하여 펄펄 끓여서 식사를 준비하는 것이지만 물론 그것이 가능하지 않을 경우가 많다.

⑩ 근처에 한국음식점이 있어서 이용할 수 있으면 여러 가지로 편리하겠지만 음식의 안전도는 다른 음식점과 같다고 보면 된다. 그리고 중요한 음식재료를 모두 가까운 곳에서 사오기 때문에 앞에 열거한 모든 주의사항을 철저히 준수해야 된다.

⑪ 물은 믿을 수 있는 병 물만 사용한다. 마개가 한 번 열렸던 병에는 수돗물이 들어가 있다고 보아야 한다.

⑫ 음료수는 탄산음료수(carbonated water)가 가장 안전하다. 탄산거품이 있는 음료수는 산성으로 변하고 산은 균의 배양을 저지하기 때문이다.

⑬ 끓인 물은 안전하다.

⑭ 콜라, 환타, 맥주 와인 등은 안전하다.

⑮ 얼음은 절대로 먹으면 안 된다. 얼음은 수돗물로 만들어졌다고 생각하면 틀림없고 우리가 피하려는 균들은 대부분 얼린 상태에서도 멀쩡히 건재하기 때문이다.

⑯ 외출 후, 용변 후, 그리고 식사 전에는 반드시 더운물과 비누로 깨끗이 손을 씻는다. 손 씻는 방법은 제10장에서 더 자세히 다룬다.

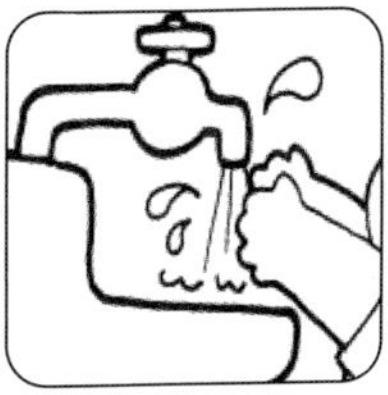

여행 중의 식수

여행지에 따라서 수돗물의 맛이 조금씩 다르기 마련이다. 전에는 여러 여행지에서 마시는 수돗물의 맛도 그 특정 지역의 장단점을 이야기할 때 하나의 중요한 항목이 되던 때가 있었다. 어느 나라에 가서는 수돗물이 위험하니 마시지 말라는 주의도 여행안내서에 종종 실렸었다. 그러나 최근 페트병에 담은 물이 보편화되면서 여행지에서 수돗물을 그냥 마시는 사람은 거의 없게 되었다. 아무리 경제가 발달한 나라의 초고급 호텔에 묵더라도 호텔의 수돗물을 그냥 마시는 여행자는 찾아 볼 수 없다. 그러나 사실은 일본, 미국, 호주, 캐나다와 서유럽 대부분의 도시에서는 위생상 아무 문제가 없는 수돗물을 공급하고 있어 마음 놓고 마실 수 있다.

저자의 의견으로는 개발된 국가에서는 병에 담은 물이 수돗물보다 건강이나 위생에 별로 더 도움이 되는 것도 아닌데도 불구하고 엄청난 양이 사회 전역에서 비싼 값에 팔리고 있다. 병에 물을 넣어서 파는 회사들의 판촉 전술에 우리가 완전히 넘어간 것이다. 현대판 김선달 상술의 완전한 승리라고 말할 수밖에 도리가 없다.

그러나 개발도상국에서는 이야기가 달라진다. 그런 나라들의 대부분은 그냥 마시면 건강에 해로운 수돗물을 공급하고 있기 때문이다.

그러면 그런 나라의 수돗물이 인체에 해로운 이유 네 가지를 정리해 보자.

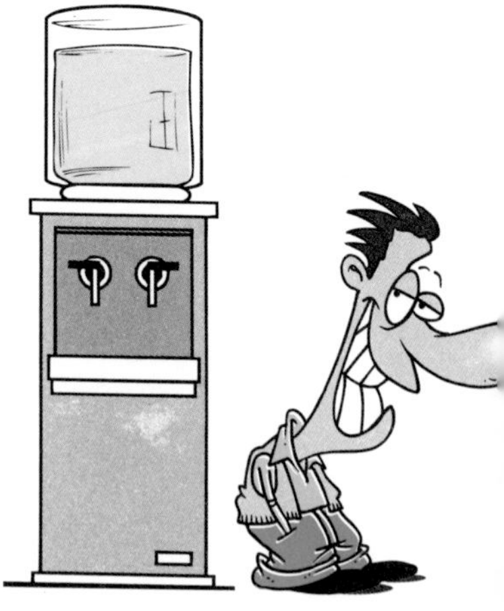

① 해로운 박테리아다. 주로 대장균에 속하는 이 박테리아가 안전도를 훨씬 넘는 양으로 이런 물에 내포되어 있다.
② 바이러스의 존재이다. 이것도 안전도를 훨씬 넘는 수의 여러 가지 병을 일으킬 수 있는 바이러스가 물에서 살고 있다.
③ 작은 기생충들이 살고 있다. 이 기생충들도 몸에 들어가면 설사 등의 병을 일으키며 어떤 경우에는 만성 합병증까지 생기게 한다.
④ 기타 여러 가지 불순물질과 중금속 등 이물질이 수돗물에 섞여 있다. 이것은 물론 지역에 따라서 큰 차이가 있고 당장 몸속에서 무슨 탈을 내는 것은 아니다. 단지 오랜 시간 동안 이런 물질이 우리 몸에 축적되면 결국 건강을 해치게 된다.

개발도상국에서 마실 수 있는 안전한 물

① 병에 담은 물

많이 알려진 믿을만한 회사에서 만든 병물이 가장 안전하다. 여행지에서 산 병물이 완전히 안전하다는 보증은 없지만 병마개가 열렸던 것이 아니면 안전한 것으로 본다. 반면에 마개가 열렸던 병 속의 물은 절대로 믿을 수 없다. 이것은 호텔이나 고급식당에서도 마찬가지다. 고급호텔 식당에서 물을 잘못 마시고 병이 난 경우도 많이 있기 때문이다.

② 끓인 물

병에 담은 물이 준비되어 있지 않은 경우 물을 끓이면 앞에서 이야기한 균과 기생충을 쉽게 제거할 수 있다. 2~3분만 끓이면 웬만한 병균은 전부 제거된다. 학자들은 물을 완전히 펄펄 끓이지 않고 70도 정도로 3분만 데워도 웬만한 병균은 모두 제거된다고 한다. 70도라는 온도는 사실 물이 끓는 100도 이상의 온도에는 훨씬 미달하지만 그래도 뜨거워서 사람의 피부가 견디지 못하는 온도이다. 참고로 가정에 설치한 성능이 좋은 온수기를 가장 뜨겁게 설정하고 더운물만 틀어 놓아서 나오는 물의 온도는 약 80도이다. 사람의 피부가 델 수 있는 뜨거운 물이다.

③ 화학처리 된 물

병에 담은 물이 없고 그렇다고 물을 끓일 형편도 안 되는 상황에서는 화학물질로 물을 안전하게 만들 수 있다.

- 염소(chlorine) 는 제일 흔한 살충제로 정수과정에 사용되는 화학물질이다. 세계 각국의 수돗물이 염소로 살균되고 수영장의 살균에도 사용되는 물질이다. 독자 대부분이 수돗물에서 혹은 수영장에서 이 화학물질의 냄새를 맡아 본 적이 있을 것이다. 박테리아와 바이러스는 예외 없이 제거하지만 기생충의 알을 죽이는 데는 믿을 만하지 못하다.

● 요오드(iodine)가 아마도 야외용 혹은 여행용으로 가장 많이 사용되는 화학물질이다. 요오드는 요오드팅크(tincture of iodine)의 진한 용액으로 쉽게 구할 수 있고 부피가 작아 짐에 넣기 편해서 좋으나 한 번 엎지르면 짐을 노랗게 물들여 상당한 피해를 볼 수 있어 조심해야 한다. 맑은 물 1 리터에 요오드팅크 5 방울, 맑지 않은 물에는 10 방울을 섞는다. 맑은 물인 경우 30분, 그리고 맑지 않은 물의 경우엔 2~3시간 기다렸다 사용한다. 알약 형태로 판매되는 요오드에는 포타블-아구아(Potable-Agua), 글로발린(Globaline) 등이 있다. 이들은 운반하고 사용하는 데는 편리하지만 한번 병마개를 열면 단시간 내에 약의 효력을 잃게 되는 것이 단점이다.

여기서 임산부가 알아야 할 한 가지 중요한 사실이 있는데, 임신 12 주 이후의 임산부는 요오드로 처리한 물을 2~3주일 이상 마시면 태아의 갑상선 발육을 방해할 가능성이 있다는 것이다.

설사는 물의 약탈자

소아와 노약자의 탈수는 무슨 수를 써서라도 방지해야 한다.

소아와 노약자가 설사를 시작하면 우선 탈수를 예방하기 위하여 적극적으로 대처해야 된다. 그들은 탈수에 예민하고 또 일단 탈수에 걸리면 몸의 기관들이 건잡을 수 없이 무너져 버려 단시간 내에 수습이 어려운 상황에 이를 수도 있다. 어린아이들은 훨씬 더 예민하기 때문에 다음 상황이 일어나는지를 확인해야 된다.

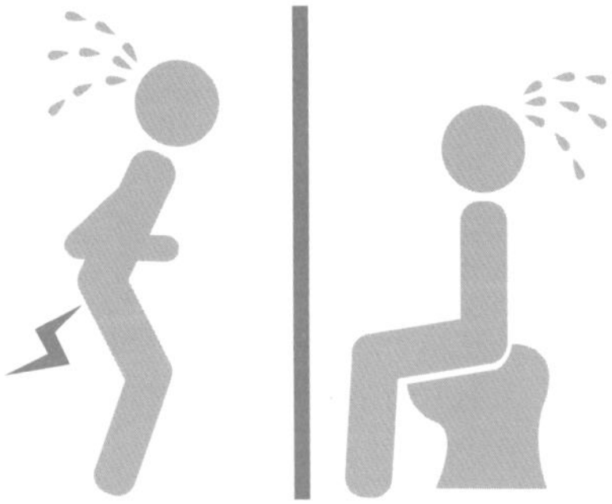

- 소변의 양이 줄어든다.
- 소변의 색깔이 매우 진해진다.
- 입과 입술이 마른다.
- 눈알을 누르면 보통 느낄 수 있던 탄력보다 약해진다.
- 기운이 없어진다.
- 울어도 눈물이 보통 때만큼 흐르지 않는다.

이러한 증세는 어린 여행자가 설사 때문에 탈수상태에 돌입했다는 증거이며 급한 대처가 필요하다는 경고다.

설사가 몸에서 수분을 잃게 한다는 것은 이해하기 어렵지 않다. 그래서 설사를 통하여 잃은 수분의 양만큼은 최소한 보충해 주어야 한다. 어른이 보통 설사 한 번에 물을 약 한 컵, 그러니까 200cc 정도 잃는다고 가정하면 된다. 아이는 나이와 체중에 따라서 다르지만 어른의 반 내지 같은 양을 잃는다. 그러니까 설사를 한 번 할 때마다 어른은 물을 200cc를 마셔야 한다는 말이다. 설사로 물만 잃는 것이 아니다. 몸에 중요한 나트륨과 칼륨과 중탄산염(bicarbonate)이라고 불리는 알칼리성 화학물질도 잃게 되기 때문에 그것들을 다 보충해 주어야 한다.

WHO가 콜레라 때문에 탈수된 아동들을 치료하기 위하여 만든 소위 재수화(再水化 · rehydration, 수분을 공급하여 탈수상태에서 회복시키는 과정)를 위한 용액이란 제품이 있다. 물론 이것을 사 갖고 여행하는 사람은 드물지만 사정이 급해지면 이 용액을 만들 수 있게 준비해 놓은 용질(溶質 · 용액에 녹아 있는 물질. 참고로 설탕물에서 설탕은 용질, 물은 용매 그리고 설탕물은 용액이다)은 여행지의 웬만큼 큰 약방이면 구입할 수가 있다. 열대지역 큰 약국에 가서 WHO Oral Rehydration Solution(ORS라고 부르기도 한다)을 달라고 하면 알아듣는다. 물론 포장에 영어로 표시가 되어 있다. 설사 한 번 할 때마다 어른은 200cc, 어린이는 100cc(체중 20kg 미만)부터 150cc(50kg 미만)씩 마시게 하면 탈수를 방지하게 된다.

그러나 대부분의 경우 우리에게 낯익은 미음을 멀겋게 쑤어서 먹이면 같은 효과를 볼 수 있다. 단, 미음 1리터에 소금을 1/2 숟가락(작은 숟갈로), 칼륨 대용소금을 1/4 숟가락, 그리고 베이킹 소다 1/2 숟가락을 섞어 넣으면 약국에서 구하는 ORS보다 더 효과적이다. 탈수상태가 회복을 알리는 표시로는 소변의 양과 색깔의 회복, 입술 건조함의 회복 등이다. 물론 아이가 더 기운차게 울기 시작하고 눈물도 전과 같이 활기차게 흘러나온다. 우리의 귀여운 어린이가 눈물을 펑펑 흘리는 것을 보고 기뻐하는 매우 이례적인 경사를 경험하게 되는 것이다.

● 만약 칼륨 대용소금이 없으면 바나나를 2개 믹서에 갈아서 미음에 섞는다. 또는 밀기울(bran) 씨리얼, 또는 오트 플레이크(oat flake) 씨리얼을 1컵 반을 부숴서 미음 끓일 때 섞어준다.

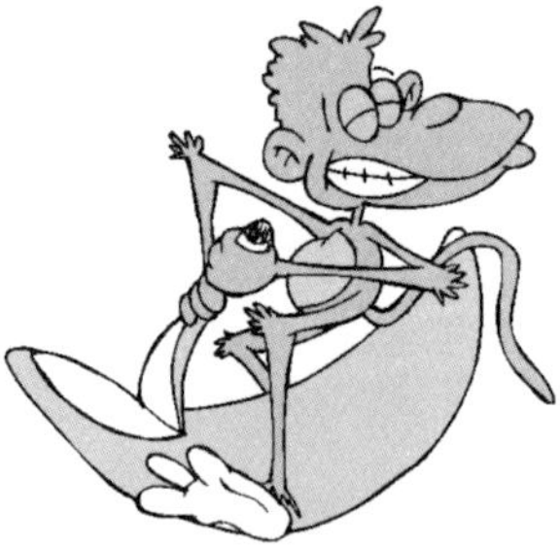

● 베이킹 소다가 없는 경우에는 가까운 약국에서 화학나트륨 중탄산염 정제(sodium bicarbonate tablet) 325mg, 또는 600mg을 사서 325mg은 3개 600mg은 한 알 반을 갈아서 미음에 섞는다.

설사가 멈추는 것은 시간문제이기 때문에 탈수상태를 면하게 되면 일단 큰 걱정을 놓을 수 있다. 어린이들한테는 미음이 설사의 양을 줄여주고 설사 자체를 호전시켜 회복시간을 단축시키는 데 효과적이다.

설사를 치료하는 약

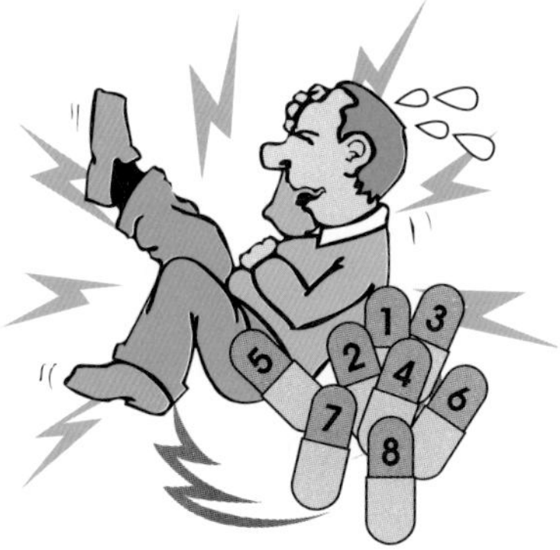

몹시 긴장한 위장을 풀어주는 항운동제

배가 많이 아플 때 장의 경련을 신속히 없애거나 약화시켜서 복통을 감소시키고 설사를 줄이는 데 도움이 되는 약이 있다. 로모틸(Lomotil)이나 임모디움(Immodium)이란 약은 처방전 없이도 구 할 수 있는 약이며, 처음에 두 캡슐(또는 알) 그리고 매 4 시간 내지 6 시간에 한 캡슐씩 복용하며, 하루에 여덟 캡슐을 초과하지 않아야 한다.

소아의 경우 임모디움을 써서 효과를 보았다는 보고는 있으나 가급적이면 소아한테는 정상적인 생리기능을 방해하는 이런 종류의 약을 쓰지 않는 것이 좋다고 많은 소아과 전문의들은 말한다.

또 하나 주의해야 할 점은 열이 있으면 이 약을 중지해야 된다. 열은 염증이 일단 장 내벽의 속껍질이라고 할 수 있는 점막에 깊숙이 퍼지고 있다는 증세인만큼 내벽의 움직임을 저지하는 약은 염증을 일으키는 균이나 독소의 제거를 둔화시켜 염증 치료를 지연시킬 수 있기 때문이다.

펩토비스몰의 사용

펩토비스몰이라는 핑크색 약은 한국에서도 잘 알려진 약이다. 미국에서 설사약으로, 그리고 이유 없이 아랫배가 아플 때 쓰는 약으로 시판된 지 수십 년 되는 약이다. 여행자들이 짐에 넣어 가지고 다니다가 배가 아프거나 설사를 하면 꺼내 먹는 약으로 널리 이용되어 온 약이다. 과학적인 증거보다는 써 보니까 듣는 것 같아서 더 쓰게 되는 약 중에 하나다. 의학자는 이런 약을 경험적 약(empiric medicine)이라고도 부르는데, 요즘 펩토비스몰은 연구결과가 그 효능을 과학적으로 인정하기 시작한 약이다. 사실은 비스무트(bismuth)하고 살리씰레이트(salicylate)라는 아스피린의 성분을 합쳐서 만든 약인데 박테리아를 죽이고 장 벽에서 진물이 나오는 것과 장의 염증을 저하시켜 설사 기간을 약 반으로 줄여 준다는 연구결과가 나와 있다. 물약을 약 30cc 씩 매 30분마다 복용한다. 설사가 계속되는 한 이 약을 하루에 여덟 번까지 반복할 수 있다. 다음 두 가지 주의가 필요하다.

① 이 약은 아스피린의 성분 때문에 라이 증후군(Reye's Syndrome) 이라 부르는 아주 드물지만 생명이 위험할 만큼

무서운 합병증을 일으킬 가능성이 있는 12세 미만의 소아에게 먹이면 안 된다. 독감이나 수두 같은 바이러스성 열병을 앓은 어린이에게 일어나는 이 병은 아스피린의 복용과 관련이 있다고 믿어지고 있기 때문이다.

② 이 약을 먹는 동안은 다른 중요한 약의 흡수가 제대로 안 된다는 점을 기억해야 된다. 마이신 계통의 약들이 여기에 포함되기 때문에 혹시 말라리아를 예방하려고 독시싸이클린(doxycycline)을 처방 받았다면 펩토비스몰의 사용은 재고해야 된다.

설사를 예방하는 항생제

학자들은 대체로 항생제를 미리 사용하여 설사를 예방한다는 데에는 반대한다. 예방을 못 해서가 아니라 미리 약을 써 버리면 병이 언제 생겼다가 언제 없어졌는지도 모르게 된다. 사실 병이 생겼었는지 자체도 모르는 수가 많다. 더 걱정되는 것은 심하지도 않아 2, 3일 후에 자연히 없어질 감염성질환에 강한 약을 미리 투여하여 공연히 박테리아에게 저항성을 길러주게 된다는 점이다. 그렇게 되면 이 균은 장차 우리가 쓰고 있는 항생제에 끄떡없는 균으로 변할 수가 있다. 사실 박테리아가 항생제에 저항성을 갖게 되는 이유는 우리가 이렇게 쓸데없이 항생제를 남용하기 때문이다. 마치 감수성이 예민한 어린 학생들의 버릇을 아예 미리 고쳐 놓는다고 몹시 혹독한 방법으로 교육을 하여, 이 아이들이 훗날 반항만 하며 진취성이 전혀 없는 문제아로 변하게 해 버리는 것과 다를 것이 없다.

그러나 다음의 경우에는 예방 항생제를 먹는 것도 생각해 볼 수 있다.

- 위(胃)를 제거했거나 위산을 없애는 약을 복용하고 있는 사람들은 이 설사에 걸리기 쉽기 때문에.
- 몸이 극도로 허약하고 면역성이 저하되어 사소한 감염도 견뎌내기 힘든 상태에 있는 환자들은 이 병을 피해야 되기 때문에.
- 매우 중요한 여행을 하는 사람은 설사 때문에 여정을 지키지 못하고 설사로 며칠 누워있으면 안 되기 때문에.

설사의 치료

대체로 설사의 빈도가 3시간 이내에 세 번을 초과하든지, 배가 몹시 그리고 지속적으로 아프다든가 열이 있든지, 변에 피가 섞여 나오면 지체 없이 항생제를 써야 된다.

제일자주 쓰이는 약이 TMP/SMX(trimethoprim/sulfamethoxazole)란 약이다. 백트림(Bactrim DS) 또는 셉투라(Septura DS)라는 상표로 판매되고 있다. 보통 함량의 두 배가 들어있는 DS(Double Strength, 두 배의 강도) 알약은 하루에 한 알씩 12시간마다 3일간 복용하면 된다. 만일 DS가 아니면 두 알씩 매 12시간마다 3일간 먹는다.

두 번째로 흔히 쓰는 약이 씨프로플록사신(ciprofloxacin), 또는 씨프로(Cipro)란 약이다. 500mg씩 하루에 두 번 3일간 먹으면 된다. 태국에 많이 만연되어 있는 캠필로박터라는 균에는 이 약이 잘 안 듣기 때문에 태국에서는 TMP/SMX를 복용할 것을 전문인들은 권하고 있다.

항생제와 항운동제(antimotility agent)의 병용

앞에 설명한 항생제와 그 앞에 설명한 임모디움이나 로모틸 같은 장의 운동을 저하시키는 약을 함께 복용하면 설사가 멈추는 데 걸리는 시간이 상당히 줄어든다는 연구결과가 있다. 예를 들어 씨프로 500mg과 임모디움 두 알(4mg)을 한꺼번에 복용한 환자 중 거의 2/3는 설사가 완전히 멎었으며, 그 약을 12시간 후에 다시 한 번 복용한 환자의 90% 이상이 하루만에 설사가 멎었다. 이런 연구결과에 힘을 얻어 요즘 전문인들은 설사 치료에 바로 이 병행요법을 추천하고 있다.

여행자들을 괴롭히고 귀찮게 구는 설사는 앞에서 설명한대로 비교적 쉽게 치료가 가능한 것은 사실이다. 그러나 비싼 비용을 들이고 모처럼 멀리 가서 즐겨야 할 즐거운 여행 중 배가 아파서 화장실에서 멀리 떨어지지 못하는 상황에 처하게 된다면 큰일이 아닐 수 없다. 설사의 철저한 예방만이 이러한 난처한 경우를 당하지 않게 하는 제일 확실한 방법이다.

MEMO
TRAVEL&HEALTH

1. 임산부의 여행

대부분의 임산부는 임신을 하지 않은 보통여성과 마찬가지로 해외여행을 즐길 수 있다. 그러나 임산부는 해외여행을 떠나기 전에 계획하고 있는 여정이 임산부와 태아의 건강에 해로운가를 확인해야 된다.

여행을 하면 안 되는 임산부

① 우선 임신 36주가 지난 임산부는 여행을 하지 않는 것이 현명하다.

실제로 대부분의 항공사는 임신 36주일이 지난 임산부의 탑승을 허가하지 않는다. 그것은 이런 승객이 비행 도중에 낮은 기압과 희박한 산소 때문에 일어날 수 있는 부작용을 일으켜 산모와 태아의 건강을 위협할 수 있고, 따라서 항공기의 순조로운 운행을 어렵게 만들 수 있기 때문이다. 만삭 상태의 임산부가 설사 항공기에 탑승이 가능하여 행선지에 무사히 도착했다고 가정하더라도 여행 도중에 일어날 수 있는 여러 가지 여건 때문에 건강을 해칠 수 있다.

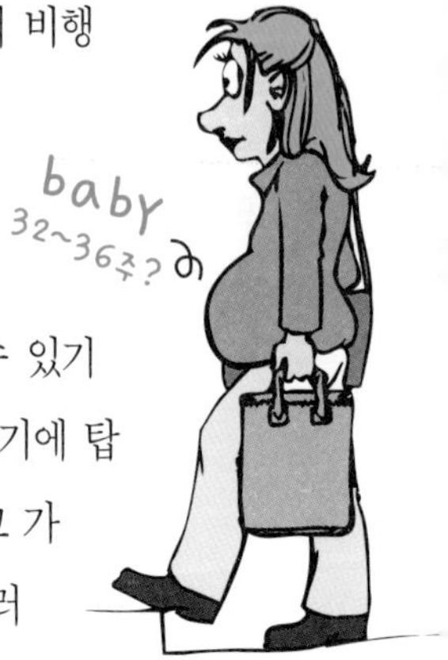

임신 32주일부터 35주일이 된 임산부도 가능하면 해외여행을 연기하는 것이 안전하다. 36주가 지난 임산부에 비하면 안전하지만 역시 상당한 위험을 안고 여행을 해야 된다. 그렇기 때문에 일부 항공회사는 이런 임산부의 탑승도 거절하는 경우가 있다.

② 현재 임신 중에 큰 문제가 있는 임산부도 해외여행을 하면 안 된다.

- 임신 중 당뇨병이 진단되어 인슐린을 맞고 있는 임산부는 계속 집에서 혈당을 철저히 조절해야 되기 때문에 태아의 건강을 위하여 여행을 하지 않는 것이 현명하다.
- 임신중독증(toxemia of pregnancy)의 진단이 내려진 임산부는 여행을 하면 안 된다. 위험한 합병증이 돌발할 가능성이 존

재하고 있기 때문에 장거리 여행은 금물이다.

- 임신중독증은 아니더라도 임신 중에 혈압이 올라가서 치료를 받고 있는 임산부도 여행을 연기하는 것이 바람직하다. 이런 환자들은 임신중독증 환자로 돌변할 가능성이 항상 존재한다.
- 혈압은 높지 않지만 소변에 단백질이 섞여 나오거나 몸이 부어서 병원에 다니면서 치료를 받고 있는 환자도 앞의 설명과 같은 이유로 해외여행을 하지 않는 것이 안전하다.
- 전에 낙태를 했거나 조숙분만을 한 적이 있는 임산부는 해외여행을 하지 않는 것이 안전하다.
- 자궁경부무력증(incompetent cervix)의 진단이 내려진 임산부는 조숙분만으로 이어질 가능성이 늘 존재하기 때문에 해외여행을 미루는 것이 안전하다.
- 자궁외임신을 한 경험이 있는 임산부는 현재 임신이 자궁외임신이 아니라는 것을 확인 한 후에 여행을 해야 된다.
- 현재 임신 중 태반에 이상이 있다는 진단을 받은 임산부는 해외여행을 연기하는 것이 안전하다.
- 현재 임신 중 출혈을 했거나, 태반조직의 일부가 질을 통하여 배출된 경험이 있는 임산부는 여행을 자제하는 것이 안전하다.

③ 다음에 열거한 내과적 문제를 가진 임산부도 해외여행을 연기하는 것이 안전하다.

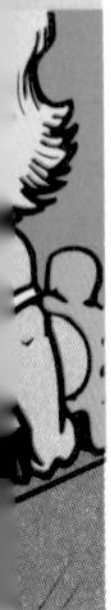

- 다리 정맥에 혈전정맥염을 앓은 병력이 있는 환자.
- 허파고혈압으로 치료를 받고 있는 환자.
- 심장근육병증(cardiomyopathy) 진단이 내려진 환자.
- 고혈압이 정상적으로 조절이 안 된 환자.
- 심부전을 가진 환자.
- 심한 호흡기기능장애 때문에 어려움을 겪고 있는 환자.

앞에 열거한 극소수의 임산부를 제외한 대부분의 임산부는 보통여성들과 마찬가지로 해외여행을 즐길 수 있다. 그러나 홀몸이 아닌 임산부의 몸은 생리적으로 많은 변화가 일어난 상태여서 보통여성의 몸과 다른 점이 많아 더 많은 주의를 해야 된다.

임산부가 절대로 피해야 되는 설사

여행자들이 개발도상국에서 흔히 겪어야 하는 설사는 임산부에게 탈수를 초래할 수 있고, 임산부의 탈수는 곧 태반의 혈액순환 감소로 이어질 수 있기 때문에 각별한 주의를 요한다. 일단 설사에 걸리면 임신상태 때문에 항생제의 사용에 많은 제한을 받게 된다. 그렇기 때문에 제3장에서 이야기한 모든 예방조치를 철저히 취하여서 설사에 걸리지 않는 것이 최선의 대책이다. 임산부는 위산이 줄고 음식이 위장을 통과하는 시간이 길어서 설사에 더 자주 걸리기 때문에 음식물과 식수에 관해 더욱 조심해야 된다.

- 일단 설사에 걸리면 탈수를 피하기 위하여 넉넉한 수분과 염분을 조기에 섭취해야 된다.
- 임산부가 예방책으로 항생제를 복용하는 것은 많은 전문인들이 반대하고 있다.
- 항생제를 복용해야 하더라도 흔히 쓰이는 씨프로, 테트라싸이크린, 그리고 유황계통의 약은 피하는 것이 안전하기 때문에 많은 제한을 받게 된다. 페니실린에 알레르기가 없는 사람은 암피실린이나 아목사실린을 대신 복용할 수 있다. 설사를 일으키는 균에 따라서 에리트로마이신이나 세팔로스포린 계통의 약이 더 적절할 수도 있다.
- 배가 몹시 아파서 반장운동제를 복용해야 되겠으면 로모틸보다는 임모디움을 복용하도록 전문인들은 권한다.

임산부는 말라리아 지역을 피하라

많은 질환이 그렇지만 말라리아란 병도 임산부가 반드시 피해야 될 병이다. 말라리아는 임산부와 태아 모두에게 매우 해

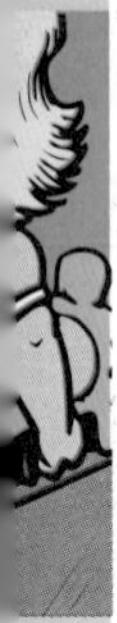

롭고 무서운 병이다. 말라리아에는 옛날부터 사용해오던 클로로퀸(chloroquine)이란 약으로 감염을 예방할 수 있는 종류와, 말라리아 원충이 그 약에 저항성을 갖고 있어 그 약으로 예방하는 것이 불가능한 종류가 있다. 임산부는 적어도 클로로퀸으로 예방이 되지 않는 말라리아가 만연된 지역으로는 여행하지 않는 것이 좋다. 만약 그런 지역으로 여행하는 것이 불가피한 사람은 임신 3개월 이후에 메플로퀸(mefloquine)이란 약을 복용하고 여행하기를 전문인들은 권한다. 그러나 메플로퀸이란 약도 비교적 새로운 약이어서 태아 형성기간 중 안전성에 대한 우려를 완전히 떨칠 수는 없다. 아직까지는 이 약이 태아 발육에 나쁜 영향을 끼치고 있다는 증거는 없지만 많은 학자들은 이 약을 임신 3개월 이전에 사용하는 것을 꺼리고 있다.

물론 클로로퀸에 저항성이 없는 말라리아지역에 여행할 때는 클로로퀸을 복용하면서 여행을 해야 된다. 클로로퀸은 이미 수십 년 동안 사용해 왔고 임산부가 안전하게 복용할 수 있는 약이라는 사실이 잘 증명된 약이다. 그러나 불행히도 요즘 여러 나라에 만연된 말라리아 중에 클로로퀸에 저항성이 없는 말라리아는 극히 드물다.

그리고 약을 먹고 있다고 하더라도 임산부는 모기에 물리는 것을 되도록 피해야 된다. 제7장에서 더 자세히 설명될 여러가지 모기 피하기 대책을 임산부는 철저히 실천해야 된다.

임산부는 고산지대(高山地帶)를 피하라

임산부는 고지대에 적응하는 능력이 감소되어 있기 때문에 고지대에서 생길 수 있는 증세를 일으킬 가능성이 다른 사람보다 높다. 전문인들은 임산부가 4,000미터(13,123피트) 이상의 고지대에 여행하는 것을 말리고 있다. 고지대에서 겪는 산소 결핍증에서 임산부와 태아에게 올 수 있는 태아 성장 지연, 조숙분만 등의 부작용을 피하기 위해서이다. 따라서 임신 6개월 이상 된 임산부는 2,500미터(8,200피트) 이상의 고지대에 올라가지 않을 것을 권한다. 일단 고지대에 올라가서는 몸이 고지대에 완전히 적응할 때까지 신체의 운동을 삼가는 것이 좋다.

임산부는 벌레를 피하라

말라리아가 그렇듯이 곤충 때문에 일어나는 다른 병들도 임산부에게 더 잘 생기고 더 심한 영향을 끼칠 수 있기 때문에 임산부가 열대지방이나 황야지역을 여행할 때는 곤충에게 물리지 않도록 특별히 주의해야 된다. 대부분이 모기와 진드기가 주범이다.

- 긴 소매와 긴 바지는 기본이다. 신발과 바지 사이가 노출되서는 안 된다.

- 듀라논 같은 방충제는 옷에만 뿌린다.
- 디이이티(DEET)가 섞인 방충제를 노출된 피부에 넉넉히 바른다.
- 주로 대낮에 사람을 무는 애디스 애집티(Aedes aegypti) 같은 모기는 뎅기열(dengue 熱)을 일으킬 수 있다.
- 초저녁부터 새벽까지는 말라리아 모기의 식사시간이다. 그 시간에는 되도록 밖에 나가지 말고 실내에 머무른다.
- 밤에 잘 때에는 DEET로 처리된 모기장을 사용한다.

임산부는 황열병 지역을 피하라

임산부는 생 바이러스로 만든 예방주사를 맞는 것이 필수조건인 지역에 여행하는 것을 피하라고 전문가들은 권한다. 다시 말하여 임산부는 살아있는 바이러스가 들어있는 예방주사를 맞지 않아야 한다는 말이다. 홍역(measles), 볼거리(mumps), 풍진(rubella), 수두(varicella), 그리고 황열병(yellow fever) 주사가 여기 속한다. 이것은 살아있는 바이러스가 주사를 통하여 태아에게 전달될 가능성이 이론상 존재한다고 믿기 때문이다. 이 가능성은 이론상에 불과하지만 대부분의 전문가들은 아직 이 경고를 거둬들이지 않고 있다. 따라서 임산부는 황열병이 만연되어 있는 지역에 여행해서는 안 된다.

임산부는 무슨 일이 있더라도 **급성간염**에 걸리면 안 된다

감염성질환이 다 그렇지만 급성간염은 임산부를 매우 괴롭히는 질환이다. 그렇기 때문에 아직 면역성이 성립되어 있지 않은 간염은 예방주사를 맞아서 면역항체를 갖추는 것이 좋다.

간염은 대체로 두 종류로 구분할 수 있다. 예방주사로 예방이 가능한 A형과 B형, 그리고 아직은 예방주사가 개발되어 있지 않은 C형과 E형이 있다. A형과 E형은 주로 위생환경이 나쁜 지역에서 살아있는 바이러스가 득실거리는 배설물이 음식이나 식수를 오염시켜 희생자의 입을 통하여 감염되는 병이다. 아직 예방주사가 없는 E형의 경우 음식물과 식수를 조심하는 것 외에 그 병을 예방할 방법은 없다. A형과의 차이점은 E형은 몸과 몸의 접촉에서는 옮겨지는 경우가 아주 드물고, 거의 전부가 오염된 음식이나 물을 먹거나 마셔서 옮는다. 음식과 식수 중 훨씬 더 중요한 쪽은 식수이다. 또 E형 간염은 면역글로불린(globulin)이 아무 도움을 주지 못하기 때문에 이 병을 예방할 다른 방법이 전혀 없는 상태이다.

설상가상으로 이 간염은 임산부에게 매우 모진 질환이다. 한번 이 병에 걸리면 15% 내지 25%, 그러니까 이 병을 앓는 임산부의 1/4 정도까지 사망하게 된다. 이런 끔찍한 사망률은 임신하지 않은 사람 사망률의 10 배가 되는 것이니 임산부에게 얼마나 가혹한 병인가를 잘 보여주고 있다. 제4장에서 설명한 설사 예방법을 철저히 이행하는 것만이 이 무서운 병을 예방하는 유일한 길이다. 특히 얼음과 물에 대한 주의가 무엇보다도 중요하다는 것을 잊어서는 안 된다.

미국질병통제국(CDC)은 중국, 미얀마와 인도네시아 일부, 인도, 스리랑카와 아프리카의 사하라 이북, 그리고 멕시코를 가장 위험한 지역으로 지적하고 있다.

여행을 떠나기 전에 임산부가 맞아야 할 **예방접종**

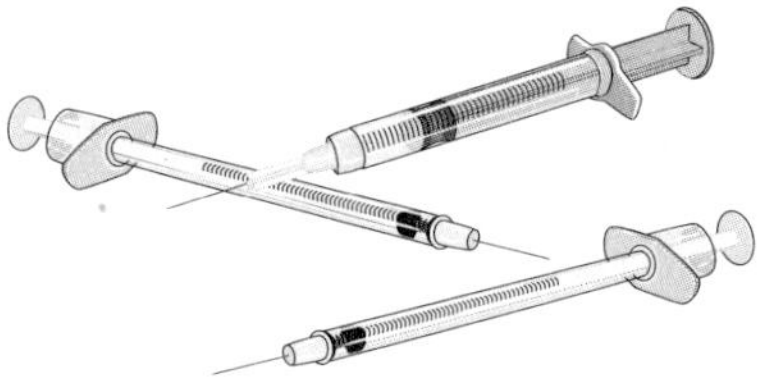

여행을 떠나기 전에 임산부는 적어도 우리나라에서 필요하다고 하는 기본접종은 맞았나를 확인할 필요가 있다. 그것은 우리나라보다 위생환경이 뒤떨어진 지역으로 여행을 하게 되면 우리나라에서보다 더 많은 감염성 질병을 얻게 될 가능성이 높기 때문이다.

① 간염 예방주사 : 적어도 A형과 B형은 맞아야 한다. 둘 다 세 번을 맞아야 하기 때문에 아직 맞지 않았으면 시간을 넉넉히 두고 준비해야 한다. A형은 면역글로불린으로도 예방이 가능하다.

② 디프테리아와 파상풍 : 10년 이내에 추가접종을 맞지 않았으

면 떠나기 전에 맞아야 한다.

③ 살아있는 바이러스 주사 : 홍역, 볼거리와 풍진(MMR)의 예방 접종은 살아있는 바이러스를 주사하는 것이기 때문에 임신도중 맞으면 안 된다.

④ 소아마비 : 소아마비의 예방백신이 필요하면 출발 전에 한 달 간격을 두고 두 번 맞는 것이 안전하다. 그것은 임산부가 이 병에 걸리면 신체 마비로 이어질 가능성이 매우 높기 때문이다.

⑤ 광견병(rabies) : 광견병을 예방하기 위하여 주사를 미리 맞을 필요는 없다. 그러나 여행 도중 동물에게 물리면 태아의 건강을 걱정할 필요 없이 지체 없이 광견병백신을 맞을 것을 전문가들은 권하고 있다.

⑥ 독감백신 : 임산부가 독감에 걸리는 것은 되도록 피해야 되기 때문에 여행을 하지 않더라도 이 백신은 맞아야한다. 특히 독감이 만연되어 있을 가능성이 높은 지역으로 여행하려는 임산부는 독감백신을 반드시 맞기를 바란다.

⑦ 황열병 : 앞에서도 말했듯이 황열병의 백신은 살아있는 바이러스이고 이 주사를 맞아야만 여행할 수 있는 지역으로는 가지 말아야 된다. 살아있는 바이러스를 임산부에게 투여하지 않는다는 원칙을 지키려면 그런 지역으로의 여행은 분만 이후로 미루는 것이 현명하다.

"이렇게 어렵고 복잡한 일들을 걱정하며 여행은 해서 무엇하나" 하고 여행을 포기하고 싶은 임산부도 있을 줄 안다. 그러나 대부분의 임산부는 중요한 몇 가지를 철저히 지키면서 안전하고 건강한 해외여행을 즐기고 있다.

2. 어린이 여행자

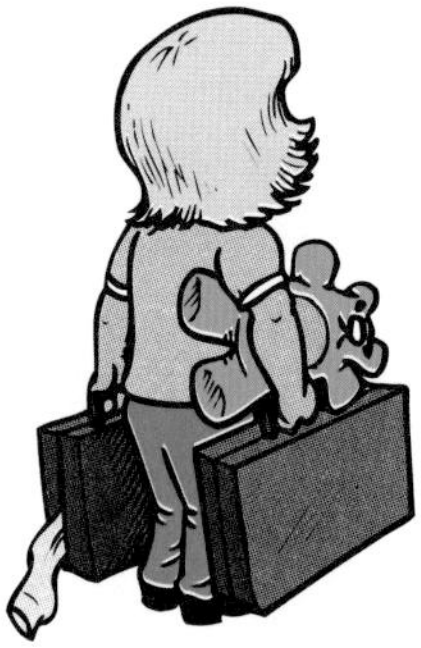

어른과 함께 해외여행을 하는 어린이가 많아지면서 어린이의 건강을 보호하기 위하여 특별히 주의해야 할 것이 있다.

어린이 여행자가 주의해야 될 사항

① 면역성은 몸의 면역기관에서 만드는 여러 면역물질과 그 외에도 예방주사를 맞아서 생기는 면역항체, 또는 전에 감염성 병에 걸려 병을 치르고 난 대가로 얻은 면역항체 때문에 생기게 된다. 따라서 아직 많은 병균에 노출되지 않은 어린이들의 면역성은 어른에 비하여 훨씬 약하다고 보아야 한다. 그렇기 때문에 같은 행선지에 가서 똑같은 병균에 노출되더라

도 어른은 아무 병에 걸리지 않는데 어린이는 병에 걸리게 되는 경우가 많다.

② 어린이는 어른이 감독하고 격려하지 않으면 위생적인 버릇을 제대로 실천하지 못할 경우가 많다. 예를 들어 밖에 놀러 나갔다 들어와서 반드시 비누로 손을 닦는 버릇을 보호자의 종용 없이 자발적으로 실천하는 어린이는 별로 많지 않다고 보아야 한다. 여행지에서 일어날 수 있는 많은 질환이 표준 이하의 위생환경으로 인해 생기기 때문에 어린이들이 여행 도중에 이런 병을 앓게 되는 확률은 어른에 비하여 훨씬 높다고 보아야 한다.

③ 말라리아는 어린이들에게 매우 어려운 병이다. 게다가 말라리아를 예방하는 약은 어린이에게 부작용을 일으키기 쉬워서 그 복용이 쉽지 않을 수 있다.

④ 설사는 앞에서 설명한 이유 때문에 어린이에게 더 쉽게 일어난다. 설사가 한 번 일어나면 나이가 어린 여행자들은 갑작스런 탈수증세로 위험한 상태에 빠질 수 있기 때문에 보호자의 각별한 주의를 요한다. 또한 설사의 치료에도 어른들이 복용할 수 있는 아주 효과적인 약 중 펩토비스몰이나 항장운동제(抗腸運動劑) 같은 약을 쓰면 안 되기 때문에 많은 제약을 받는다. 설사를 예방하기 위하여 항생제를 미리 복용하는 방법은 어린이에게 적절치 않다는 것이 다대수 소아과 권위자들의 의견이다. 그렇기 때문에 보호자의 각별한

감독과 지도만이 어린이의 설사를 방지할 수 있는 가장 확실한 길이다. 그리고 일단 설사를 시작하면 제3장에서 자세히 설명한 방법으로 탈수상태를 방지하기 위하여 모든 조치를 취해야 된다.

⑤ 열대지방에 만연되어 있는 기생충은 흔히 흙에 알을 낳는다. 따라서 흙에서 맨발로 놀면 발이나 다리의 피부를 통하여 어린 유충이 몸속으로 침투할 수 있기 때문에 보호자들의 주의가 필요하다.

⑥ 어린이의 피부는 예민하여 여러 가지 피부병에 걸릴 가능성이 어른에 비하여 훨씬 높다. 대부분의 피부병이 귀국 후에 발견되기 때문에 그럴 경우 피부과 전문의의 진료를 지체 없이 받아야 된다. 최근 외국여행에서 돌아왔다는 사실을 전문의에게 알려야 되는 것은 물론이다.

어린이 여행자가 지켜야 될 사항

앞에 열거한 여러 가지 이유 때문에 전문가들은 어린이의 해외여행에 관하여 다음 사항을 권고하고 있다.

어린이의 예방접종

여행을 떠나기 전에 여행자의 나이에 따라 필요로 하는 접종을 맞추었나를 재확인한다. 만일 완전한 접종이 안 된 상태이

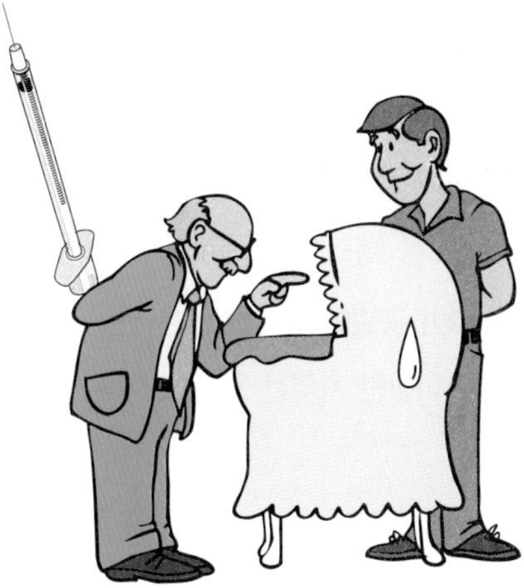

면 적어도 출발 전에 접종을 완료해야 된다.

소아마비접종, 디프테리아-백일기침-파상풍접종, 그리고 홍역-볼거리-풍진(MMR)접종이 끝나지 않은 소아를 데리고 여행한다는 것은 무리다. 또 비위생적인 여행지에 한 달 이상 머무를 예정이면 광견병 예방주사를 맞을 것을 강력하게 권한다. 아직 간염예방주사를 맞지 않았다면 A형과 B형을 둘 다 맞게 하는 것이 안전하다. 황열병 만연지역이 여행지이면 그 병의 예방주사를 반드시 맞아야 되는 것은 물론이다.

어린이가 여행하지 않는 것이 좋은 지역

- 어린이들은 말라리아에 걸리지 말아야 한다. 만약 예방약을 부작용이 심하여 복용하지 못 할 경우 그런 여행지로 구태여 어린이를 데리고 가지 않는 쪽으로 계획을 바꾸어야 한다. 모기장, 모기약, 모기향 등을 믿고 어린이의 건강에 위험한 여행을 한다는 것은 절대로 안 될 일이다.
- 한편 어린이들은 고도(高度 · altitude)의 변화에 매우 예민

하기 때문에 급하게 3,200미터(8,000피트) 이상의 고지로 여행하는 것은 피해야 한다.

- 어린이들은 자외선에 매우 예민하다. 그늘이 없는 열대지방의 해변가 혹은 사막지역에 어린아이를 데리고 여행하는 것은 피해야 한다. 그리고 어쩔 수 없이 햇볕에 노출될 경우에는 태양보호인수(SPF)가 적어도 30 이상인 자외선 차단 로션을 발라 주는 것은 기본이다.

신생아는 위험

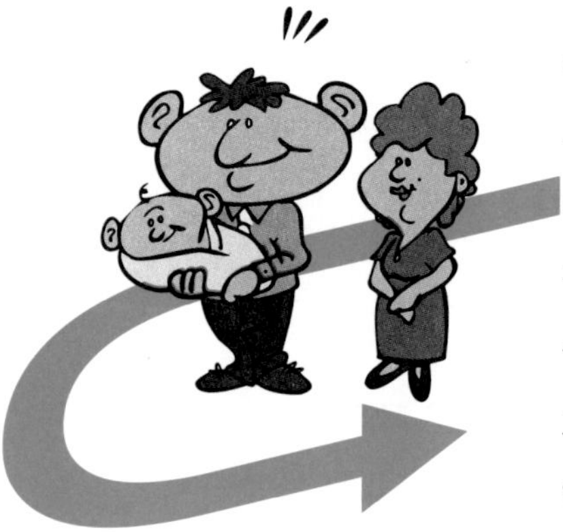

출생한 지 7일 이전인 유아를 항공기에 태우는 것은 여러 가지 이유로 신생아에게 위험할 수 있어 항공회사는 그런 여객의 탑승을 금지하고 있다. 그리고 태어난 지 수개월밖에 안 된 아기를 데리고 장거리 여행을 한다는 것도 심사숙고해야 된다. 여행지가 경제적으로 개발된 지역이고 친척 집을 잠시 방문하기 위하여 여행한다면 별 문제가 없겠지만, 가는 곳이 위생환경이 좋지 않은 개발도상국이고 여행 목적이 관광이라면 어린이의 건강 차원에서 냉철히 고려해 볼 필요가 있다. 아무리 해외여행이 좋더라도 우리들의 소중한 어린이의 건강을 해치면서까지하는 즐거운 여행은 있을 수 없다.

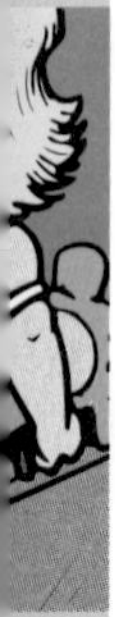

제6장 고산지대와 고온지대의 여행

1. 고산지대(高山地帶)의 여행

환경에 몸을 길들여야 한다

전문적으로 등산을 하는 사람들은 오래 전부터 터득한 일이지만 고도가 높아질수록 기압이 내려가고 산소가 희박해진다. 물론 산소는 공기의 중요한 요소이기 때문에 우리는 고지대에서 산소의 결핍 때문에 생기는 여러 가지의 건강문제에 부딪치게 된다.

기압과 산소에 관해서는 제2장 비행 도중의 건강을 이야기

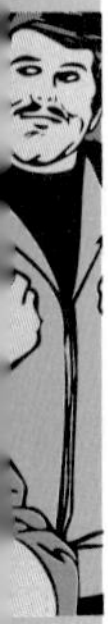

할 때 잠깐 설명했었다. 우리 몸은 약 2,000미터 이하까지 올라가서는 상당한 시간을 보내더라도 별로 심각한 문제를 겪지 않는다. 그러나 고도가 3,000미터 이상이 되면 얼마나 빨리 올라갔느냐에 따라서 고지대의 증세를 경험하기 시작한다. 그러나 우리 몸은 새로운 환경에 적응하는 비상한 능력을 가졌기 때문에 일단 새로운 고도에 올라가서 신체적인 무리를 피하며 근신하면 24시간 내지 48시간 이내에 그 새로운 환경에서 육체적인 활동을 재개할 수 있는 신체적인 융통성이 생기게 된다. 생리학자는 이런 현상을 순응과정이라고 부른다. 그러나 우리 몸이 새로운 환경에의 순응 과정이 끝나기 전에 신체적인 운동을 시작하면 사람에 따라 부작용이 일어날 수 있다.

몸이 길들기 전에 생기는 고산병

급성고산병(acute mountain sickness)이라고도 불리는 이 증세는 대체로 높은 지대에 도착한 다음날 아침에 시작되며 다음과 같다.

- 호흡이 어려워진다.
- 머리가 띵해지고 어지러움을 느낀다.
- 머리가 아프다.
- 힘이 빠진다.

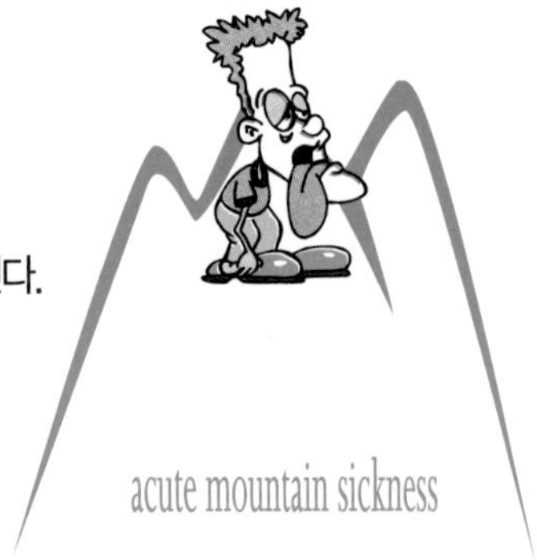

- 식욕이 없어진다.
- 손과 발이 붓는다.
- 불면증이 생긴다.

만약 이런 증세가 없어지기 전에 더 높은 곳으로 올라가든가 그렇지 않으면 같은 고도의 지점에서 육체운동을 더 심하게 하면 다음과 같은 심한 증세로 발전할 수 있다.

- 욕지기와 구토.
- 더 심해지는 두통.
- 소변의 감소.
- 의식의 불투명.
- 혈색이 창백하고 청색으로 변하는 청색증(cyanosis).
- 몸이 균형을 잘 못 잡는 증세(조화운동불능 · ataxia).

이런 단계까지 증세가 진전되었으면 두뇌가 붓는 위험한 뇌부종(cerebral edema)상태에 도달했다고 보아야한다.

가슴속 일부에서 물이 들끓는 소리가 들리거나 호흡이 어려워지며 기침을 하기 시작하면 폐 속에 혈압이 올라가서 피가 스펀지 같은 폐로 역행하여 폐가 혈액에 잠겨버렸다는 증거다. 의료인은 이런 상황을 고산폐부종(high altitude pulmonary edema)이라고 부르며 대단히 위험한 상황으로 취급한다.

고산병을 피하는 방법

고산병을 피하는 유일한 방법은 급하게 높은 곳으로 올라가지 않고 몸이 고도의 변화에 순응할 시간을 주며 점차적으로 올라가는 것이다. 전문가들은 이것을 성취하기 위해서는 3,000미터 지점에서부터는 하루에 300미터 이상의 고도를 오르지 말라고 권한다. 다시 말해서 5,000 미터의 지점에 가려면 첫 날 3,000미터, 고산병의 증세가 완전히 없어진 둘째 날에 3,300미터까지, 그리고 그 다음 날부터 300미터씩 더 올라가 닷새 반에 5,000미터 지점에 오르라는 것이다. 고산병의 발생은 몸 컨디션(physical fitness, 신체적성)과는 별 관계가 없다. 산기에 가까운 임산부와 심한 호흡장애자를 제외하면 건강 상태와도 별 관계가 없다는 것이다.

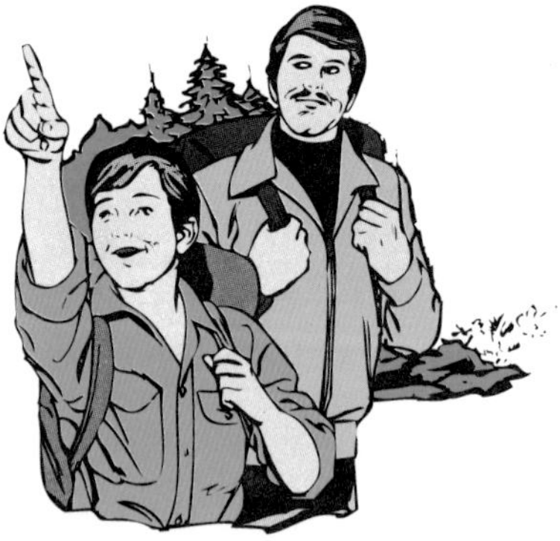

산에 순응하면 **고산병은 없다**

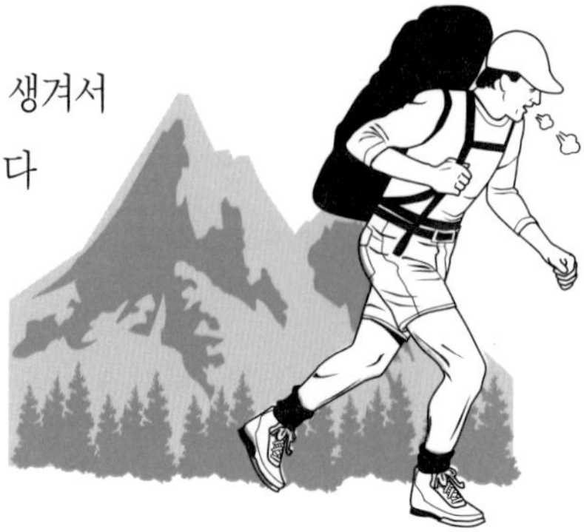

일단 심한 고산병의 증세가 생겨서 앞에 열거한 상태에 도달하면 다시 내려가지 않는 한 증세는 더 악화되어 생명을 잃게 될 수도 있으니 민첩하게 행동해야 된다.

- 산소가 준비되어 있으면 산소를 보충해 준다.
- 가마우 주머니(Gamow Bag) 같은 특수 고압(hyperbaric) 장비가 갖추어졌으면 우선 그 속에 환자를 눕게 하고 2, 3시간 동안 쉬게 한다. 그런 후에 밑으로 적어도 500미터는 내려가야 안전하다. 그 지점에 가서 환자가 안정을 되찾으면 그곳에서 쉬게 하며 경과를 살핀다.
- 만약 고압주머니가 없으면 신속히 환자를 500미터 내지 1,000미터 이하의 지점까지 옮긴다.
- 다이아목스(Diamox)라는 약을 준비해 갔으면 그 약을 500mg씩 매 8시간마다 먹게 한다.
- 덱사메자손(dexamethasone)이란 약이 준비되어 있으면 처음에 그 약을 8mg 먹이고 그 후 4mg을 6시간에 한 번씩 먹게 한다.

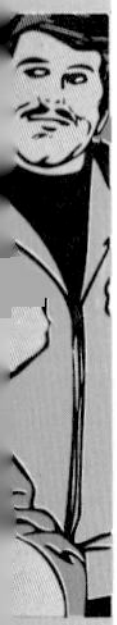

- 만약 환자가 앞에 설명한 고산폐부종의 증세를 나타내면 상황은 더 긴박해진다. 환자를 급히 아래로 옮겨야 한다. 산소가 있으면 지체 없이 공급한다. 만일 혀 밑에 넣는 니페디핀(nifedipine)이란 약을 준비해 갔으면 혀 밑에 10mg을 넣어 주고 매 4시간에 한 번씩 반복한다.

높은 지대에서 함부로 행동하다가는 참으로 어려운 처지에 놓이게 될 수 있다는 것을 여행자들은 확실히 인식해야 된다. 고지대의 탐험여행은 반드시 경험 많은 인솔자와 필요한 장비와 약을 다 갖춘 단체나 회사에서 조직한 그룹과 함께하는 것이 가장 바람직하다.

만약 항공기를 타고 갑자기 3,000미터 이상의 고지대에 도착했을 경우에도 앞에서 설명한 똑같은 일이 일어날 수 있으니 첫날에는 충분한 휴식을 취하는 것이 좋다. 도착 다음날에도 고산병 증세가 일어날 가능성이 높으니 골프, 산책, 가벼운 등산 등 늘 하던 운동이라 해도 자제하고 쉬며 몸이 고도에 순응할 기회를 주어야 한다.

그리고 같은 고도의 지점에 같이 도착하여 똑같은 양의 운동을 하더라도 고산병의 증세는 다르게 나타날 수 있다. 2,000미터 지점에서는 약 25%, 그리고 3,000미터 이상에서는 50%의 여행자가 고산병 증세를 나타낸다는 통계가 있다. 그렇기 때문에 자기가 아무렇지 않다고 다른 사람들도 다 괜찮다고 생각하면 안 된다. 일행 중 증세가 없거나 경미한 사람은 다른 사람들 중에 이상하게 행동하는 사람이 있나를 관찰하고 확인할 필요가 있다. 그래야만 일행 중에 무슨 일이 일어날 경우 늦기 전에 대처해 일행의 건강과 안전을 보호할 수 있는 것이다.

2. 고온지대(高溫地帶)의 여행

파라다이스에 도사리는 위험

많은 한국 관광객이 열대지역의 관광지로 여행을 가고 있다. 열대지역은 한국에서 보지 못한 신기한 것이 많아서 그럴 수도 있다. 비가 많이 오고 날씨가 더워서 식물들도 우리나라에서 보는 것보다 싱싱하고 새파랗다. 과일들도 희한한 것들이 많다. 거추장스런 옷차림이 필요 없어 반바지에 샌들이면 어디에나 갈 수 있어 홀가분하고 편리하다. 아마 이것이 꿈이나 영화에서만 보던 파라다이스가 아닌가 하고 착각할 수도 있다. 그러나 이 파라다이스에는 건강을 해칠 수 있는 몇 가지의 위험이 도사리고 있다.

고온에 길들이다

우리 몸은 어디에서 태어나고 살아왔던 간에 어떤 곳 어떤

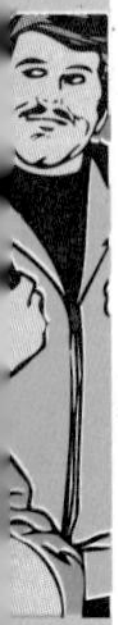

온도 아래에서도 살 수 있도록 몸의 생리가 새로운 환경에 순응하게 되어 있다. 이 기묘한 조물주의 디자인은 인체를 연구하는 모든 학자들이 경탄을 멈출 수 없을 만큼 기발한 배려라고 할 수 있다. 그래서 우리는 높은 고지에 올라가서 몇 달 살다 올 수도 있고 또 우리가 습관이 된 가장 높은 온도보다도 5도 내지 10도가 높은 곳에서도 아무 탈 없이 살 수 있는 것이다. 그렇지만 그러기 위해서 우리는 반드시 며칠간의 새 환경 순응(acclimation)이라는 생리적 과도기를 거쳐야 하는 것이다. 그 과정을 거치지 않고 갑자기 새롭고 극단적으로 다른 환경에서 신체적인 활동을 계속할 때는 앞에서도 이야기했듯이 여러 어려움이 찾아 올 수 있다.

물은 왜 **무단이탈**하나?

날씨가 더우면 몸속도 더워진다. 몸속이 바깥 온도만큼 더워지면 생명이 위태로워지니까 몸은 자율적으로 피부에 가까이 있는 작은 혈관들을 팽창시켜 되도록이면 혈액이 피부에 가깝게 흐르게 한다. 그렇게 해서 몸 안에 축적되고 있는 열을 발산하여 몸속의 온도가 더 올라가지 않게 하려는 것이다. 그렇기 때문에 날씨가 더우면 피부가 따듯해지고 혈색이 불그스름하게 변하는 것이다.

몸이 열을 발산하면서 땀도 많이 난다. 속옷이 다 젖도록 땀을 흘린다. 그러나 사실은 입과 코를 통하여, 그리고 불그스레해진 피부를 통하여 눈에도 보이지 않게 새어나가는 물이 땀으로 흘리는 물보다 훨씬 더 양이 많다. 모든 것이 신기할 정도로 자동화가 된 우리의 몸은 이쯤 되면 탈수가 될까봐 신장으로 하여금 소변의 생산을 중지시키게 된다. 독자들은 날씨가 매우 더워서 땀을 뻘뻘 흘리는 동안 소변을 많이 눈 적을 기억하지 못할 것이다. 그러나 아무리 신장이 최선을 다해서 탈수를 막아 보려고 노력하더라도 계속하여 수분과 염분을 잃어버린다면 탈수가 일어나는 것은 시간문제인 것이다.

물의 이탈을 막는다

물론 우리는 이런 상황에서 물을 마셔서 없어진 몸의 수분을 보충해 줌으로 탈수를 방지할 수 있다. 그러나 물은 목이 마르거나 무슨 증세가 생길 때까지 기다리면 안 된다. 갈증이 생기기 전부터 물을 정기적으로 넉넉히 마셔가면서 활동하여 탈수를 미연에 방지하여야 한다. 물을 필요 이상으로 마시면 어떻게 하나 하고 걱정할 필요는 전혀 없다. 그것은 몸에서 쓰고 남은 물은 신장

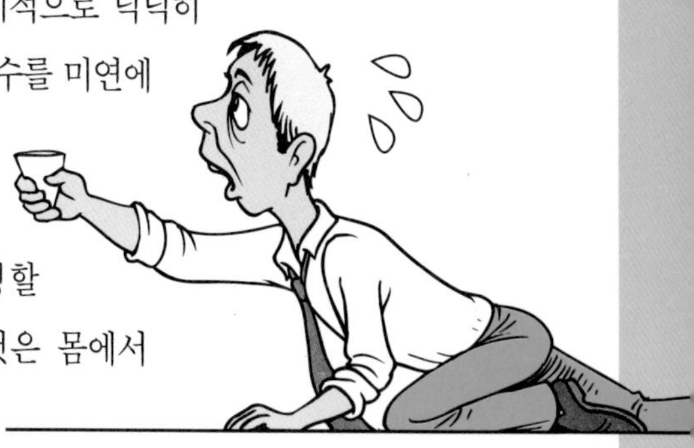

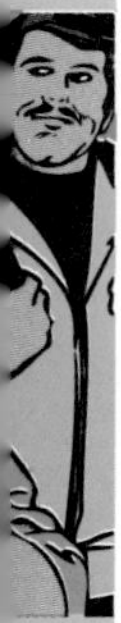

이 전부 소변으로 바꾸어서 내보내기 때문이다. 사실은 소변이 얼마나 정상적인 양이고 색깔이며 농도인가를 살펴보는 것이 탈수의 상태를 가장 신속하고 정확하게 파악하는 방법인 것이다.

예를 들어 소변이 약간의 양만 나오고 색은 진한 황색이나 갈색이고 농도가 걸쭉하다면 몸은 탈수에 가깝거나 이미 탈수 상태에 돌입했다는 징조이다. 반면 소변이 보통 때의 양이고 색깔도 보통 소변 색이고 농도도 보통 때와 다르지 않으면 탈수상태가 아니라는 증거이니 계속 물을 마셔 두어야 한다. 물은 넉넉히 마셔 두는 것이 좋다. 온도에 따라서 다르겠지만 열대지역에서 매우 더운 날에 보통 체격의 남성은 30분에 300cc 내지 400cc 정도, 그리고 보통 체격의 여성은 30분에 200cc 내지 300cc 정도면 충분하다. 그 정도의 물을 마셔도 소변이 나오지 않거나 약간의 양만 나온다면 물의 양을 더 늘려주어야 한다.

무단이탈한 물의 후유증

탈수를 미리 방지하지 못하여 탈수가 되면 다음 증세가 일어난다.

- 소변을 보지 않는다. 보더라도 양이 적고 농도와 색이 짙다.

- 머리가 띵해진다.
- 어지러움을 느낀다.
- 기운이 없다.
- 식욕이 없다.
- 입 속이 바짝 마른다.
- 탈수상태의 초기에는 갈증이 없을 수 있다는 것도 중요한 사실이다. 특히 노인의 경우는 더욱 그렇다.

탈진상태를 일으키는 열피로

열피로(열탈진 · heat exhaustion)란 온도가 매우 높은 곳에서 탈수상태를 제대로 관리하지 못하면서 계속 육체적인 활동을 하는 사람에게 올 수 있는 것으로 다음의 증세를 나타낸다.

- 기운이 없다.
- 어지럽다.
- 욕지기를 느낀다.
- 배, 다리, 손, 발 등 근육에 쥐가 난다.
- 피부가 축축하고 창백하다.
- 피곤해 한다.
- 맥박이 빠르지만 강하지 않다.
- 호흡은 빠르고 깊지 않다.

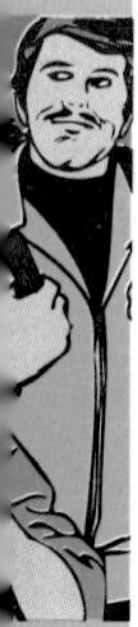

이런 환자는 우선 시원한 곳에서 쉬며 수분과 염분을 취하게 하면서 회복할 때까지는 더운 곳에서 활동을 재개하지 않는 것이 중요하다. 1 리터의 물에 반 숟갈(작은 숟갈)의 소금을 타서 30분에 한 번씩 마시게 한다. 열피로의 상태를 신속히 치료 못하면 열사병이라는 위독한 상황에 처할 수 있으니 조심해야 된다.

위험천만한 열사병(熱射病)

열사병은 몸이 열에 지치면서 열을 발산하는 정상적인 능력을 상실하여 몸속의 온도가 올라가는 것을 막지 못하여 생기는 위험한 상태이다. 곧바로 치료를 받지 못하면 생명이 위험할 수도 있어서 신속한 조치를 필요로 한다. 열사병 환자는 다음과 같은 증세를 나타낸다.

- 체온이 몹시 높다. 보통 39도 이상이다.
- 피부가 마르고 창백하다.
- 맥박이 빠르고 강하다.
- 어지럽다.
- 두근거리는 두통을 느낀다.
- 정신이 혼돈상태로 들어간다.

이런 환자는 즉시 그늘진 곳이나 건물 안으로 들어가야 된다. 체온이 내려갈 때까지 찬 물에 몸을 담그거나 찬물을 계속하여 전신에 뿌려 주어야 한다. 구토를 하여 호흡기로 들어갈 염려가 있기 때문에 처음에는 물을 마시게 하면 안 된다. 아무리 노력해도 체온이 38도 이하로 내려가지 않으면 급히 가까운 병원으로 옮겨서 치료를 해야 된다.

고온지대에서 주의해야 될 사항

자외선은 노화촉진제

자외선은 한국에서나 열대지역에서나 몸에 해로운 것은 마찬가지다. 자외선이 피부를 타게 하고 피부암을 초래하며 피부의 노화를 앞당겨 준다는 것은 우리에게 잘 알려진 사실이다. 또 자외선은 백내장의 시작을 앞당긴다. 국내에서도 자외선을 막으려고 적절한 조치를 취해본 사람이이라면 열대지역의 자외선은 더 강하고 해롭기 때문에 본국에서보다 더 철저한 주의가 필요하다는 것을 이해하기는 어렵지 않을 것이다.

열대지역에서 자외선에 노출되는 것을 방지하기 위해서는 반드시 다음 사항들을 지켜야 된다.

- 가능하면 옥외활동을 자외선의 강도가 비교적 약한 오전

10시 이전이나 오후 2시 이후에 한다.

- 외출하기 30분 전에 노출될 피부에 자외선 차단 크림을 넉넉하게 바른다.
  크림의 태양보호인수(SPF)가 적어도 30 이상이 되어야 한다. 크림에 따라 몇 시간마다 다시 발라야 하므로 외출할 때 지참하는 것을 잊으면 안 된다.
- 옷은 밝은색으로 입는다. 면으로 만든 가벼운 옷이 더울 때에는 가장 좋다.
- 되도록이면 긴소매와 긴 바지를 입는다.
- 챙이 넓고 색이 밝은 모자를 쓴다.
- 자외선을 차단할 수 있는 색안경을 반드시 착용한다. 렌즈가 넓고 눈의 옆을 가릴 수 있으면 더 좋다.

앞에 열거한 모든 위험한 사항은 미리 알고 준비만 잘하면 방지할 수 있는 문제들이다. 여행자는 설마 하고 방심하다가 위험을 불러들이지 말고 앞에 설명한 모든 것을 철저히 지켜서 불상사를 예방해야 된다.

그리고 노인과 어린이는 특별한 주의가 필요하다. 그들은 젊은 사람과 비교하면 열과 탈수에 훨씬 예민하다는 것을 꼭 기억해야 된다. 어린이는 부모나 다른 보호자가 철저히 지켜보아야 한다. 한편 노인은 자기 자신이 젊을 때와 비교하여 훨씬 더 약해졌다고 생각을 하지 않는 경우가 많다. 노인은 자신의 몸이 확실히 젊은 사람과 많이 다르다는 것을 인정해야 된다. 야외 활동을 할 때 자칫하면 탈수, 열피로, 열사병 등 위급한 일이 느닷없이 일어날 수 있다는 사실을 기억하고 여유 있게 쉬어가며 수분을 충분히 취하면서 자기 자신의 건강과 안전을 스스로 지켜야 된다.

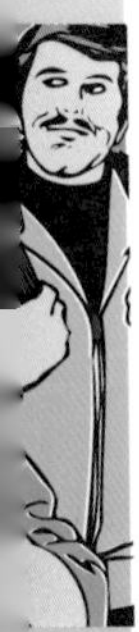

제 7 장 말라리아의 예방

끈질기게 계속되는 말라리아의 위협

과거에는 한국에도 흔했던 질병이나 1983년에 완전히 없어졌다가 1993년부터 휴전선 부근에서 다시 나타나기 시작해 주로 경기도 북부지역에서 발생하지만 인천과 서울 등지에서도 드물게 발생한 적이 있다. 통계청의 자료에 의하면 2003년도에 1,171건의 말라리아가 우리나라에서 발생했다. 그러나 옛날 우리나라에서 수많은 환자를 괴롭히던 그 말라리아는 사실상 우리나라에서는 없어졌다고 말할 수 있다. 다른 개발도상국들도 말라리아 섬멸에 많은 노력을 하고 있어 이 병의 완전 축출을 예언하는 학자도 많았었는데 불행히도 이 병은 아직까지 열대지역을 비롯해 세계 여러 지역에서 많은 사람을 괴롭히고 있다.

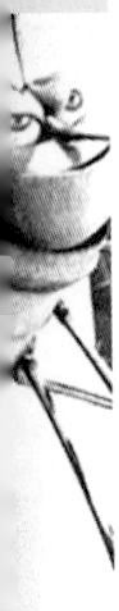

매년 이 병으로 사망하는 사람의 수가 150만 명부터 250만 명이나 된다면 놀라는 독자가 많으리라 믿는다. 이것은 대구광역시의 전체 인구에 해당하는 엄청난 숫자이다. 한편 더 놀라운 사실은 전 세계에서 매년 말라리아에 걸리는 사람의 수는 대략 3억 명 정도가 된다니 정말로 우리의 상상을 초월한 많은 사람이 이 병 때문에 고생하고 있는 것이다. 우리나라 사람 중 나이가 65세 이상 된 사람들 중 적지 않은 수가 어렸을 때 시골에서 말라리아를 앓은 경험이 있을 것으로 추정된다. 따라서 그 사람들은 한국에 존재하던 비박스(vivax), 또는 삼일열 말라리아에 상당한 면역성을 보유하고 있다.

동남아의 열대지역을 즐겨 찾는 우리나라 관광객이 앞으로 말라리아에 걸려 고생할 가능성이 점차 커질 것으로 우려하는 데에는 두 가지 이유가 있다. 첫째 우리나라 인구 중 나이가 60세 미만인 사람 중 말라리아에 면역성을 가진 사람이 거의 없다는 점과, 둘째로 앞에서 이야기한 면역성을 소지한 노년층 사람들도 가장 무서운 팔씨파럼(falciparum), 또는 열대 열 종류 말라리아의 면역성은 보유하지 않았다는 사실이다. 이 종류의 말라리아는 우리나라에 존재하지 않기 때문이다.

아노펠리는 말라리아의 공인중개사

말라리아는 아노펠리(anophele)라는 종류의 모기가 말라리아의 병원체(병의 원인이 되는 물체나 생체)를 보유한 사람을 물어 그것을 옮아 가진 후에 다른 사람을 물어 그 병원체를 옮겨 줌으로 일어나는 열병이다. 아노펠리는 여러 종류로 구분되고 또 네 가지 말라리아의 원충 중 어느 종류를 옮기느냐에 따라서 특정한 말라리아를 옮긴다.

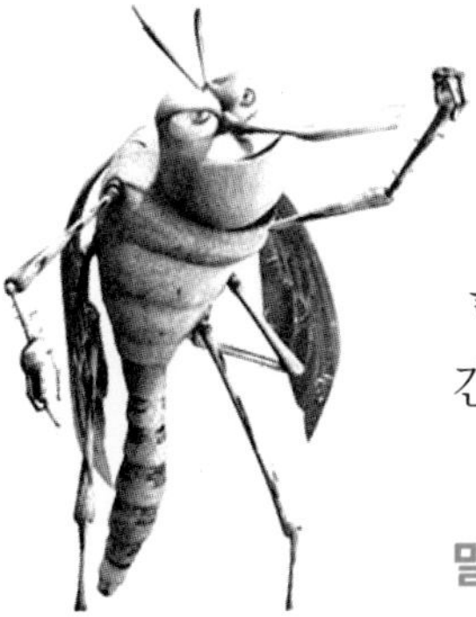

말라리아는 어떤 증세를 일으키나

일단 아노펠리가 말라리아를 우리 몸에 옮겨 주면 1주 내지 2주의 잠복기간을 거친다. 그 동안에 말라리아 원충(原蟲)은 간 속으로 들어가 번식을 시작하고 성숙한 원충 세포가 핏줄기로 들어가서 적혈구 속에 자리잡는다. 그 후에 적혈구 속의 성숙한 분열체(schizont)가 소분열체(merozoite)라고 불리는 알로 분리되면서 환자는 고열과 함께 심한 오한을 겪는다. 비박스와 오발리(ovale) 말라리아는 매 42시간에 한 번씩, 그리고 사일열 말라리아(malariae malaria)의 경우는 매 72시간에 한 번씩 분열을 하게 된다. 따라서 환자는 말라리아의 종류에 따라서 거의 정확하게 매 42시간이나 매72시간에 한 번씩 발작성(주기적으로 갑자기 일어나는) 고열로 심하게 앓게 되고, 우리는 이것을 3일열 또는 4일열이라고 부르며 구별하기도 한다. 한편 대부분의 팔씨파럼(열대 열) 말라리아의 경우 발작성 없이 불규칙적으로 일어나는 상당한 오한과 고열이 심한 두통, 근육통, 어지러움 등 다른 증세를 동반한다. 팔씨파럼의 원충은 어린 적혈구만 골라서 자리잡는 다른 말라리아와는 달리 아무 적혈구에나 들어가기 때문에 원충을 내포한 적혈구의 수가 다른 말라리아들보다 훨씬 더 많다. 그런 적혈구가 많으면 많을수록 증세는 더 심하고 몸에 주는 부담과 위험이 더 심각해지는 것이다. 또 이 사이클이 반복되면서 환자의 증세는 점점 심해간다. 치료를 받지 않으면 이 악순환이 계속되면서 사망자가 생기는 것이다. 죽지 않은 환자는 고열상태가 끝나고 매우 쇠약해진 상태에서 잠복기로 들어간다.

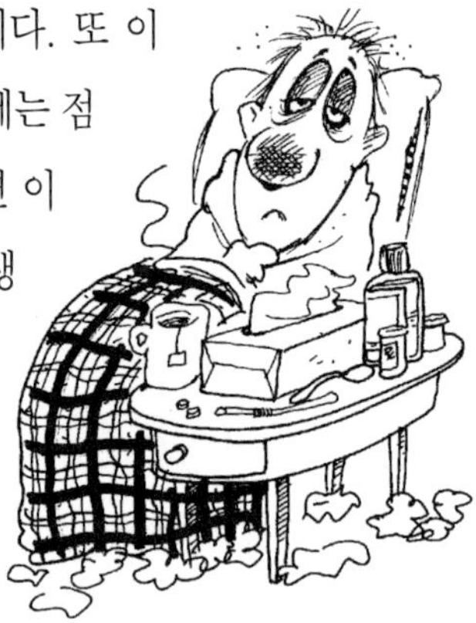

말라리아지역을 피하라

제일 확실한 예방책은 말라리아가 일어나고 있는 지역으로 여행하는 것을 삼가는 것이다. 특히 이 병이 소아와 임산부에게 모질기 때문에 소아와 임산부는 이런 지역으로 여행하는 것을 삼가야 한다. 면역성이 없는 우리나라 사람이 여행하다가 말라리아에 걸렸다면 이것은 대단히 위험하다. 부주의나 방심 때문에 걸리지 않아도 될 중병을 얻게 되고 생명마저 위태로울 수가 있기 때문이다.

예방약을 먹어라

말라리아가 만연된 지역으로 여행하는 것을 피할 수 없다면 적어도 떠나기 전에 말라리아를 예방해 주는 약을 복용해야 한다.

- 우선 예정하는 행선지에 말라리아의 위험이 있는가를 확인한다.
- 위험이 있다면 무슨 종류의 말라리아가 만연되었나를 알아본다.
- 비박스라면 클로로퀸(chloroquine)에 저항성이 있나를 알아본다.

● 저항성이 있다면 예방약 중 어떤 약이 유효한가를 알아 본다.
● 만일 만연되어 있는 말라리아가 가장 두려운 팔씨파럼이라면 그 병을 틀림없이 방지해 주는 약을 복용해야 된다.

말라리아 예방약

의사의 지시에 따라서 다음 약 중 한 가지를 복용하게 될 것이다.

① 메플로퀸(mefloquine, 상표명; Lariam) 228mg을 1주에 1회씩 여행 전 6주 동안 복용한다. 또는 228mg을 하루에 한 번씩 출발 3일 전부터 복용한다. 감염지역에 머무는 동안 매주 228mg을 복용하고 귀국 후 매주 1회씩 4주 동안 복용한다. 정신질환, 간질병 같은 발작증세나 심장의 전도(傳導 · 심장의 한 지점에서 다른 지점으로 전기신호가 옮아가는 과정 · conduction)에 이상이 없으면 이 약을 사용할 수 있다. 미국 의사들이 가장 선호하는 예방약이다.

② 클로로퀸(chloroquine) 300mg을 떠나기 1주 전에 복용을 시작하고 만연지역에 체류하는 동안 매주 같은 양을 복용하고 돌아와서 매주 1회씩 4주간 복용한다.

③ 독시싸이클린 100mg을 1일 1회 떠나기 1, 2일 전에 복용을 시작하고 체류기간에 매일 한 번씩, 그리고 귀국 후 1일 1회

4주간 복용한다.

④ 프리마퀸 30mg을 1일 1회 떠나기 1, 2일 전에 복용을 시작하고 체류기간에 매일 한 번씩, 그리고 귀국 후에 1일 1회 7일간 복용한다.

⑤ 아토바퀀(atovaquone · proguanil, 상표명; 말로론 · Malorone)을 떠나기 하루나 이틀 전에 복용을 시작하고 여행 도중 매일 1회, 그리고 귀국 후 1일 1회 7일 동안 복용한다.

모든 수단을 동원하여 모기에 물리지 않는다

일단 말라리아가 만연된 지역에 도착했으면 아무리 약을 먹고 있다고 하더라도 모기한테 물리면 안 된다는 생각을 늘 갖고 있어야 한다. 그곳의 모기는 거의 모두가 말라리아의 원충을 옮겨주는 존재들이라고 생각하면 틀림없다. 다음 사항을 철저히 실천하여 모기에 물리지 않도록 한다.

- 모기가 사람을 무는 시간이 대부분 저녁 어두워진 다음부터 새벽까지이다. 가장 극성을 부리는 때가 밤 11시부터 새벽 2시라고 밝혀졌다. 어두워지면 외출을 삼가는 것이 좋다.
- 낮이고 밤이고 외출할 때에는 긴소매에 긴 바지를 입는다. 바지 밑은 양말 속으로 넣어준다.
- 입은 옷에는 곤충을 쫓아버려 주는 방충제를 뿌린다. 퍼메트린(permethrin)이란 화학약품으로 만든 듀라논(Duranon)이나

퍼마논(Permanone) 같은 제품이 가장 효과가 있다. 한 번 뿌리면 몇 주일간 유효하다는 장점도 있다.

- 노출된 피부에는 디이이티(DEET)라는 화학물질로 제조된 살충제가 현재로는 제일 효능이 좋다.
- 만약 머무는 호텔에 에어컨디션 장치가 없다는 것을 미리 알 수 있으면 침대용 모기장을 준비해야 된다. 디이이티(DEET) 같은 화학물질로 처리된 모기장이면 더 좋다. 만일 그렇지 않으면 퍼메트린 같은 방충제를 뿌려 준다.
- 자기 전에 곤충을 죽이는 살충제를 방에 뿌리고 창틀에 모기 향을 피운다.
  이미 방으로 들어온 모기를 죽이고 아직 들어오지 못한 모기를 쫓기 위한 수단이다.

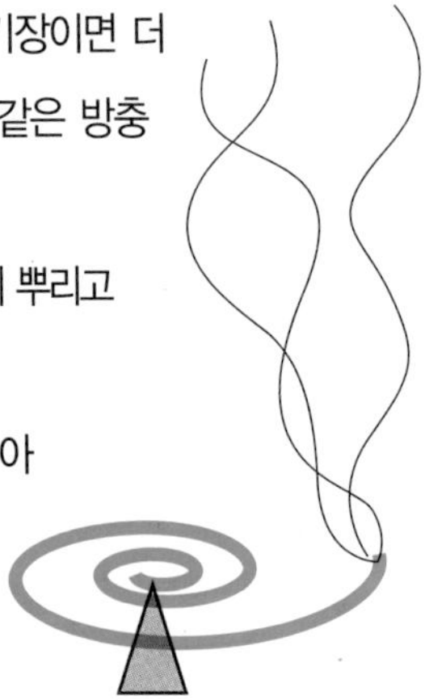

- 모기장은 외부를 완전히 봉쇄하지 못하면 전혀 쓸모가 없다.

여행 도중에 말라리아가 발생하면

불행히도 체류 중에 말라리아에 걸리면 지체 없이 그 지역에서 가까운 병원을 찾아가 치료를 받아야 된다. 말라리아 만연지역의 의사는 대부분 말라리아의 진단과 치료의 달인이다. 되도록 빨리 적절한 치료로 이 무서운 병을 퇴치해야 된다. 그러나 만약 현지에서 받는 치료가 못미더워 다른 나라에서 치료를 받고 싶다면 열이 나지 않는 날에 여행을 계획하여 그 다음 열이 나기 전에 국내나 제 삼국의 열대의학(여행의학) 전문의의 담당 아래 입원을 끝내야 한다. 그러므로 팔씨파럼의 경우는 이와 같은 이동이 불가능할 수 있다.

말라리아 만연지역을 **떠난 후**

말라리아 약은 말라리아 만연지역을 벗어난 다음 말로론과 프리마퀸은 7일간, 그리고 메플로퀸, 독시싸이클린과 클로로퀸은 각각 4주를 계속하여 먹어야만 병을 완전히 예방할 수 있다는 중요한 사실을 잊으면 안 된다. 약을 먹었는데도 말라리아가 발생하는 원인을 연구해 보면 여행이 끝나고 약 먹는 것을 잊어버렸거나 게을리한 경우가 대부분이다.

귀국 후에 할 일

앞에 거론된 사항을 철저히 지킨다면 말라리아에 걸릴 일은 거의 없을 것이다. 그러나 이 병은 여러 가지로 의료인들을 어렵게 하는 질환인만큼 방심은 금물이다. 귀국 후 몇 주 혹은 몇 달

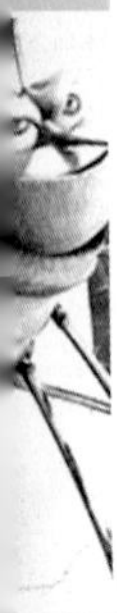

후에라도 심한 열이 생긴다면 지체 없이 말라리아 발생의 가능성을 제거해야 된다. 이것은 동네의원에서는 안 된다. 큰 종합병원 중 열대의학이나 여행자의학을 전문으로 취급하는 곳을 찾아가야 믿을 만한 진단이 나올 수 있고, 또 치료가 필요하다고 결정이 나면 경험 있는 의사한테서 치료를 받을 수 있기 때문이다. 우리나라에서도 말라리아 환자가 휴전선 근방에서 매년 발생한다고는 하지만 아직도 이 병에 경험이 있는 의사는 그렇게 많지 않다. 말라리아는 우리의 목숨을 앗아갈 수 있는 무서운 병이라는 사실을 우리는 늘 기억해야 된다.

TRAVEL&HEALTH

제8장 여행자와 섹스

TRAVEL MEDICINE

쿡선장도 꼼짝 못한 성병

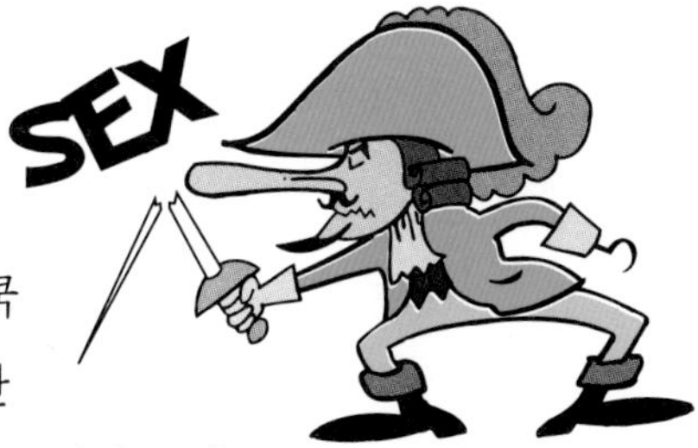

1770년에 호주를 발견했다는 영국의 유명한 탐험자이며 발견자 제임스 쿡 선장은 "나의 선원 중에 반 이상이 성병에 걸려서 항해를 제대로 할 수가 없었다"고 개탄한 적이 있다. 항구가 있으면 배가 들어오고 배가 들어오면 건장한 남자가 몰려온다. 타지에서 남자가 몰려오는 곳에는 어디에나 성을 파는 여자들이 기다리고 있다는 사실은 쿡선장이 그렇게 말하기 훨씬 전부터 잘 알려졌던

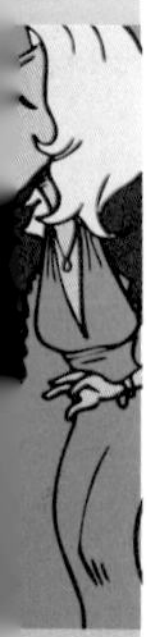

일이다. 불행히도 그 상황은 오랜 세월이 지난 오늘날에도 변하지 않았다. 쿡선장 시대와 비교하여 단 한 가지 변한 것이 있다면 그 항구가 바닷물도 없는 내륙 도시에도 생겨나서 날아다니는 수많은 '선박'을 맞이하고 있다는 사실이다.

여행자가 자기 집 자기 고향 그리고 자기 나라를 떠나서 먼 외국에 여행하는 경우 그의 성행위의 패턴이 바뀐다는 사실은 여러 연구에서 나타나 있다. 낯설고 이색적인 사람과 풍습으로 가득 찬 지역을 여행하는 동안 성적 욕망과 호기심이 상당히 고조되고, 나아가서 비도덕적인 성 행동을 억제하는 능력도 저하되는 것으로 나타나 있다. 성행위 상대자의 수도 본국에 있을 때에 비하여 훨씬 많아지며 또 한 가지 더 중요한 사실은 안전한 성행위를 위한 조심성도 위험할 정도로 없어진다. 따라서 해외 여행지에 머무는 적지 않은 여행자가 조심성 없고 문란한 성 접촉을 갖고 있다.

변하고 있는 성병

옛날 성병이라면 주로 임질과 매독

매독은 페니실린이 발명되기 전에는 그 균이 섬멸되지 않아서 중추신경과 심장 등 많은 중요한 기관을 침범하여 치명적인 합병증을 일으키는 매우 무서운 병이었다. 그러나 페니실린이 개발된 후에는 그 치료가 훨씬 용이해졌고 따라서 매독 때문에 고생하는 사람도 거의 없어지게 되었다.

문제는 임질과 매독 둘 다 과거 수 십 년 동안 부적절한 항생제의 사용 때문에 그 균들이 많이 변질되었다는 점이다. 그래서 페니실린이나 또는 웬만한 마이신에 저항성을 나타내기 시작하여 그 균을 섬멸하는 데 새로운 어려움이 생겨났다. 그러나 새로운 항생제가 계속 개발되면서 대부분의 매독과 임질은 큰 문제없이 치료가 되고 있는 형편이다. 이와 때를 같이 하여 과거 몇 십 년 사이에 전에는 존재하지도 않던 새로운 성병들이 생기기 시작하였다. 그리고 대부분의 이 새로운 성병들은 박테리아가 아닌 바이러스에 의하여 생긴다는 점도 의사가 치료를 하는 데 전에 경험치 못했던 새로운 문제를 안겨주게 된 것이다.

새로운 성병, 새로운 어려움

이 새로운 성병들은 성기(性器)와 별로 관계가 없는 질병들이라는 점이 전통적인 성병들과 가장 틀린 점이다. 단지 성적(性的)인 접촉으로도 옮고 또 옮길 수 있기 때문에 성병(성적 관계로 옮는 병 · Sexually Transmitted Diseases, 또는 STD)이라고 부른다.

그리고 이 새 병들은 옛날 성병같이 주로 성기나 요도를 침범하여 성기에 증세를 일으켰던 그러한 성병은 아니지만, 임질 매독 같은 성병보다 더 무섭고 중요한 성병으로 부상하게 되었다. 물론 여기서 우리는 간염과 에이즈를 이야기하고 있는 것이다.

성매매업 종사자(commercial sex worker · CSW)의 어제와 오늘

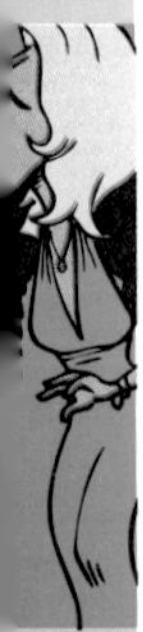

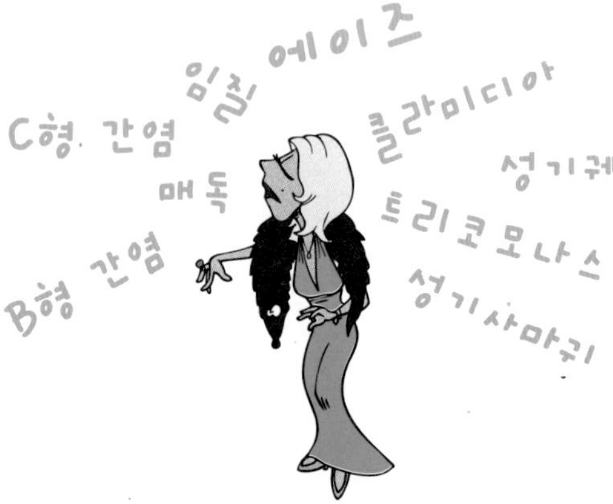

성매매업 종사자(이하 '종사자' 라고 함)들이 옛날 쿡선장의 선원들을 접할 때나 요즘 각 나라에서 밀려오는 관광여행자들을 접하고 있는 때나 한 가지 변하지 않은 것이 있다. 그들과 그들 업주의 수입이 손님 수에 비례함으로 언제나 많은 손님을 접해야 된다는 사실이다. 그렇기 때문에 그들은 수도 헤아릴 수 없을 만큼 많은 성적 파트너를 갖게 된다. 그렇게 파트너가 많은 사람은 아무리 애를 써보아도 대부분이 성병을 옮아 갖게 된다는 것은 틀림없다. 쿡선장 시대의 '종사자' 가 그랬듯이 요즘 '종사자' 도 자기가 손님한테서 옮아 받은 병균을 끊임없이 또 다른 손님들에게 퍼트리고 있는 것이다.

여러 통계를 종합해 보면 상당히 많은 '종사자'들이 성병을 갖고 있는 것으로 나타나 있다. 여기서 중요한 성병을 우선 열거해 본다면 에이즈, B형 간염, C형 간염, 임질, 매독, 클라미디아(chlamydia), 트리코모나스, 성기궤양, 그리고 성기사마귀를 들 수 있다.

간염과 에이즈

간염에는 성과 별로 관계가 없는 A형과 E형이 있다.

여기서는 그런 간염을 이야기하고 있는 것은 아니다. B형과 C형 간염은 분명히 성의 접촉과 밀접한 관계가 있기 때문에 요즘 보건전문인들은 이 간염들을 성병(STD)으로 구분하고 있다. 이 간염들은 성적인 접촉 없이도 간염 바이러스 보균자의 혈청을 통하여 흔히 전염된다. 그렇기 때문에 이 두 간염은 마약 사용자가 바늘과 주사기를 서로 나누어 쓰는 과정에서 대부분의 전염이 이루어지고 있다. 그러나 전염의 많은 비율이 이성이나 동성과의 성관계 도중 감염자의 혈청, 담, 정액, 또는 질의 분비물 등 체액을 상대자에게 전달함으로 이루어진다. 우리나라에는 아직 비교적 생소한 C형의 경우는 더욱 그렇다.

에이즈도 마찬가지다. HIV 바이러스를 보균한 파트너가 성행위 도중 그 바이러스가 잔뜩 들어있는 혈청, 정액 등 체액에 들어있는 바이러스를 옮겨주게 되는 것이다. 좀 더 자세히 설

HIV(에이즈 바이러스) 최근 분포도 (WHO, 2004)

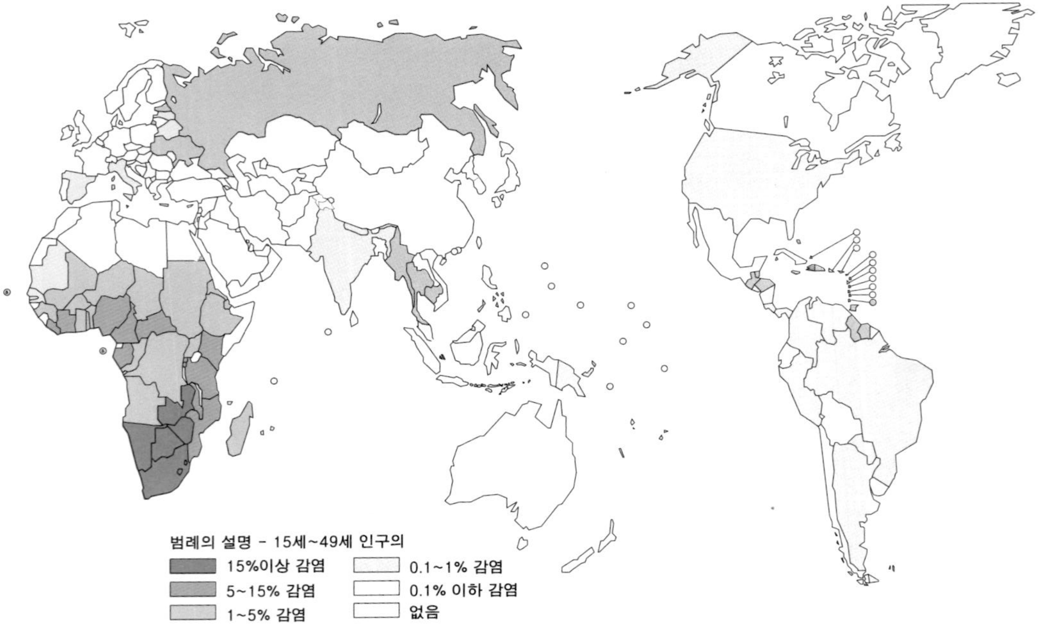

〈지도 E〉

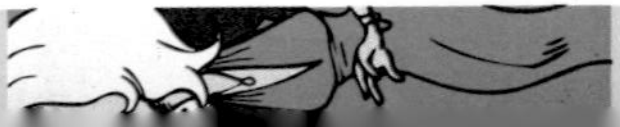

명한다면 그 바이러스는 성적접촉 도중 파손된 점막(속살을 덮은 피부조직)을 통하여 상대방의 조직체 속으로 투입되어 전염되는 것이다.

HIV와 에이즈

많은 성병 중 가장 무서운 성병은 역시 에이즈다. 에이즈란 HIV 바이러스에 의하여 생기는 병으로 일단 HIV에 감염되면 에이즈로 진행되는 것은 사실상 시간문제이다. 그리고 에이즈는 한번 걸리면 아직은 완치할 수 없기 때문에 불치병으로 취급된다. WHO의 자료에 의하면 에이즈 균은 많은 '종사자'들에게 퍼져있는 것으로 나타나 있다(지도 E).

'종사자'의 HIV 보균상태

- 아프리카 : '종사자'의 약 50%내지 80%가 HIV 바이러스 보균자다.
- 인도 : '종사자'의 52%가 HIV 바이러스 보균자다.
- 태국 : 방콕 '종사자'의 2.6%가, 그리고 주변지역 '종사자'는 많게는 82%가 HIV 바이러스 보균자다.
- 아르헨티나 : '종사자'의 8%가 HIV 바이러스 보균자다.
- 브라질 : '종사자'의 6%가 HIV 바이러스 보균자다.
- 미얀마 : '종사자'의 50%가 HIV 바이러스 보균자다.

- 캄보디아 : 큰 도시 '종사자'의 19%, 주변지역 '종사자'의 63%가 HIV 바이러스 보균자다.
- 베트남 : 큰 도시 '종사자'는 8%부터 23%, 주변지역 '종사자'는 많게는 28%가 HIV 바이러스 보균자다.
- 러시아 : '종사자'의 3%가 HIV 바이러스 보균자다.
- 필리핀 : HIV 바이러스 보균자가 '종사자' 중에 없다고 보고하고 있다.
- 싱가포르 : 0.5%의 낮은 HIV 바이러스 보균율을 보고하고 있다.

이 통계는 세계보건기구(WHO)에 보고된 가장 최근 통계를 토대로 한 것이다. 그런데 이 보고는 각국 정부의 보건관계부서에서 WHO에 제출한 보고서를 근거로 하여 만들어진 것인데 모든 나라가 양심적으로 사실대로 보고를 했느냐는 확실치 않다. 외국 관광객이 국가의 외화수입의 매우 중요한 몫을 하는 국가가 이 보고에서 관광객들에게 거부감을 주지 않으려고 숫자를 어느 정도는 미화할 가능성이 있다고 보아야 할 것이다.

앞의 보고 수치 중에서 특히 태국 방콕의 보고 수치가 석연치 않다. 주변 국가들이 한결같이 30%내지 60%를 보고하고 있는데 방콕이 2.6%라는 것은 좀 의심스럽다. 특히 태국 일반 임산부의 HIV 바이러스 감염률이 4.5%의 높은 비율을 보고하고 있는 지방이 있다는 사실을 고려할 때 더욱 그렇다. 필리핀의 경우도 많은 의심을 갖게 되는 경우라고 할 수밖에 없다.

여하튼 에이즈 문제는 전에는 상상도 못할 만큼 위험한 수위에 도달해 있다는 것을 여행자들은 명심해야 된다. 이 병이 많이 만연되어 있는 사회에 가서 '종사자' 들과 성관계를 갖는다는 것은 매우 위험한 일이다. 만약 그런 접촉을 피하는 것이 불가능하다면 다음 몇 가지만은 반드시 기억하고 지켜야 된다.

HIV 감염을 피하는 데 반드시 지켜야 될 사항

- 술을 많이 마시지 말아라. 술에 취하면 안전한 접촉을 가질 가능성이 절반 이하로 떨어진다는 연구결과가 있다.
- 마약이나 환각제는 술보다도 더 판단력을 흐려놓기 때문에 더욱 해롭다.
- 무슨 일이 있더라도 믿을만한 라텍스 콘돔을 미리 준비하여 반드시 사용한다. '종사자' 가 주는 콘돔보다는 믿을만한 메이커 제품을 미리 준비하여 지참하는 것이 더 안전하다.
- 비정상적인 성 접촉을 되도록 자제한다. 상대방의 체액이 보호나 격리가 되어있지 않은 자신의 점막에 접촉하면 에이즈와 간염을 방지하기 어렵기 때문이다.
- '종사자' 가 자국 보건 부서에서 발행한 (성병이 없다는) 건강

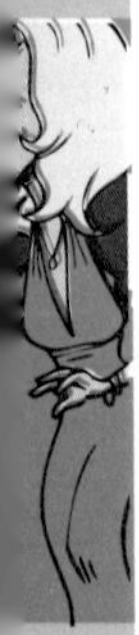

증명서를 제시하는 경우가 있는데 그런 증명서는 믿을 수 없다는 사실을 기억하라. 그런 증명서를 소지한 '종사자'가 여러 가지 병균을 보유하고 있다는 사실이 여러 나라에서 입증되었다.

- 요즘 '종사자'들은 대부분이 바에서 일을 하거나 다른 유흥이나 접객업소에서 비교적 점잖은 일을 하며 자리를 같이 할 손님들을 찾는 경우가 드물지 않다. 그렇기 때문에 얼핏 보면 직업적인 '종사자'가 아니라는 인상을 받기 쉬울 때가 있다. 그러나 그런 곳에서 일하는 종업원들의 적지 않은 숫자가 '종사자'들이므로 항상 조심해야 된다.
- 관광 여행지에 가면 바 등 유흥업소에서 일하는 얼굴이 제법 잘 생기고 체격이 괜찮은 남성 종업원이 많다. 여성 여행자들과 춤도 추어주고 데이트도 하며 관광안내를 해 주기도 하는 이 남자들은 따지고 보면 거의 전부가 남성 '종사자'들이다. 이들의 성병 위험도는 여성 '종사자'들과 다를 바가 없다. 여행지에서 일어나는 서유럽이나 미국 여성들의 사교행위를 다룬 연구는 한결같이 그녀들이 현지에서 만난 남성 '종사자'의 위험도를 인식하지 못했던 사실을 확인했다. 그리고 잠자리를 함께 하게 될 때 남성 '종사자'에게 콘돔을 사용할 것을 요구한 여행자가 그리 많지 않았다는 사실은 보건학자들을 놀라게 하고 있다.

변질된 임질

아직도 끈질기게 여행자를 괴롭히는 성병이다. 동남아 '종사자' 들의 20~60%가 임질을 보유한 사람들이다. 옛날 임질과의 차이는 그 병균의 변질이다. 변질된 병균은 기존의 항생제에 저항성을 갖고 있다. 항생제를 너무 남용했기 때문에 일어나는 현상이다. 동남아의 '종사자' 한테서 옮겨 받는 임질은 특히 더 그렇다. 이 지역 많은 나라의 보건당국이 '종사자' 에게 특정한 항생제를 꼭 주기적으로 맞게 하기 때문에 이들의 임질균들은 대부분 변질해 버리는 것이다. 그렇기 때문에 기존의 페니실린이 듣지 않아 일단 이 병에 걸린 환자는 고생을 더 하게 된다.

남성의 경우 성 접촉을 하고 나서 1주일 후, 또는 귀국 후 소변을 볼 때 아프거나 요도에서 진물이나 고름이 나오거나, 고환과 항문 사이가 뻐근하거나 아픈 증세를 일으키게 된다. 그렇게 되면 곧 가정의학과, 내과, 또는 비뇨기과에 가서 검사를 받아야한다. 진료가 끝날 때까지는 아무하고도 성적 접촉을 피해야 된다.

여성이 임질에 걸리면 우선 자궁의 경구를 감염시켜 질에서 분비물이 나오고 소변을 보는 데도 불편할 수 있다. 물론 지체 없이 부인과나 가정의학과를 찾아보아야 한다. 문제는 아무런 증세가 없는 여성들이 많다는 점이다. 특히 원래 평상

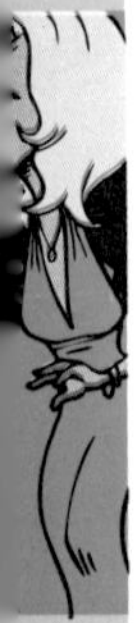

시에도 질에서 분비물이 나오던 환자는 여기에 별 신경을 쓰지 않아서, 자궁 경구에 심한 염증이 생기거나 염증이 나팔관 등에 퍼져서 통증을 일으키거나 불임증세가 생기고 나서야 임질의 진단이 내려지는 수 가 있다. 만일 임질이 걸렸을 가능성이 있다고 생각하면 빨리 부인과 진찰을 받는 것이 현명하다.

'종사자' 의 10%가 매독 보유

임질만큼 많지는 않지만 아직도 건재하고 있는 병이다. 동남아 등 한인들이 흔히 찾는 여행지의 '종사자' 들의 약 10%가 매독균을 보유하고 있는 것으로 추정된다.

매독은 감염된 사람의 궤양 속에 있던 매독균(박테리아)이 성교를 통하여 직접 옮겨지면서 상대방에게 전염된다. 매독을 옮은 사람은 성 접촉 후 2~6주 이내에 균과 접촉한 남성 국부, 여성의 외음부, 질 속, 항문과 직장, 입술 또는 혀 같은 신체의 부분에 궤양이 생긴다. 이 궤양은 아무런 통증이 없을 수 있다. 이것을 제1기 매독이라고 부르는데 치료를 받지 않아도 이 궤양은 수 주 후에 없어진다. 치료가 안 된 상태에서 없어졌으면 약 1개월 이내에 피부의 갈색 부스럼(발진)의 형태로 다시 나타난다. 신체의 여러 부분에 생겼다 없어졌다 하는 이 발진은 거의 항상 손바닥과 발바닥에 생기므로 진단이 어렵지 않다.

이 발진은 매독균을 내포하고 있기 때문에 이 발진이 다른 사람의 신체에 접촉하면 성 접촉 없이도 매독이 전염된다. 의료인은 이 단계를 제2기 매독이라고 부른다.

제2기에도 치료를 받지 않으면 1, 2년 후에 잠복기 매독의 과정으로 들어가서 아무 일 없이 소강상태를 유지한다. 그러나

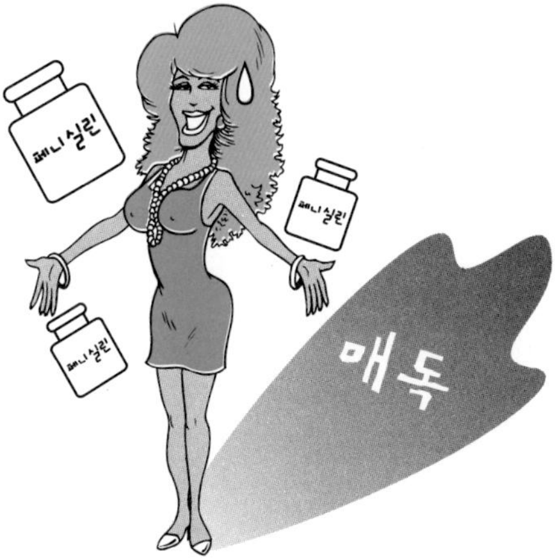

잠복기 상태의 매독 중 1/3 정도가 매우 위험한 제3기로 발전한다. 매독균에 의한 심장이나 중추신경의 치명적인 파괴는 바로 이 기간에 일어나는 것이다. 제2기의 매독을 가진 사람은 앞에 나온 증세 외에도 미열, 두통, 몸의 여러 부분에 나타나는 매듭 모양으로 부어오른 림프절(몽우리), 피로 등의 증세를 나타낼 수 있다.

물론 국부나 외음부 등에 궤양이 생겼으면 지체 없이 전문의를 찾아 보아야한다. 대부분의 매독은 아직 페니실린으로 치료

가 가능하기 때문에 치료만 받으면 균을 완전히 섬멸하는 데 문제가 없다.

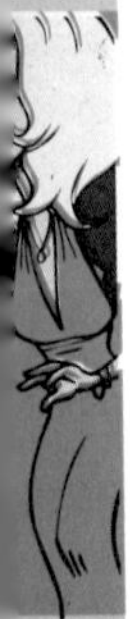

자각증세가 없는 클라미디아

임질만큼이나 널리 퍼져있는 성병이다. 동남아지역 '종사자'들의 약 20~30%가 이 균을 보유하고 있다. 그런데 이 병은 임질이 옮을 때 덩달아 옮는 경우가 많다. 그렇기 때문에 임질을 가진 사람은 반드시 클라미디아 검사도 받아야 된다. 그리고 대부분의 전문의는 임질 치료를 할 때 클라미디아도 함께 치료를 한다.

클라미디아는 아주 작은 박테리아로 바이러스와 비슷한 점이 많은 균이다. 일단 옮으면 임질과 같이 남성의 요도를 감염시켜 증세를 일으키기도 한다. 여성의 경우는 대부분 자궁경구를 감염시켜 질에서 분비물이 나오지만 염증 초기에는 환자의 자각증세가 별로 없는 편이다. 자각증세가 없기 때문에 초기에 치료를 받지 않는 경우가 많아서 다른 성병에 비교하면 많은 환자가 두고두고 만성감염의 부담을 갖게 된다. 만성 클라미디아 환자는 아랫배의 만성복통, 성교통증, 불임, 자궁외임신 등 다양한 어려움을 겪는다. 이 병은 남성도 자각증세를 못 느끼는 경우가 있기 때문에 임질을 동반하지 않을 때는 초기 진단과 치료가 이루어지지 않는 경우가 많다.

세계 2억 명이 트리코모나스

전 세계에서 매년 2억 명 정도가 트리코모나스의 진단을 받고 있을 만큼 흔한 성병이다. 물론 많은 지역의 '종사자'들도 그 상당수가 이 병균을 보유하고 있다. 동남아의 경우 약 20%로 추정된다. 남성에게는 치료도 필요 없을 만큼 증세가 경미한 요도염이 간혹 생기기는 하지만 여성의 경우는 다르다. 여성도 반 정도는 증세가 없이 염증만 가지게 되고 나머지 반은 질의 분비물을 경험한다. 분비물의 색이 진하고 약 10%의 경우 심한 악취를 동반할 수 있다. 일부의 환자는 아랫배의 통증, 성교통증과 배뇨장애(소변이 잘 안 나오고 통증이 있는 상태) 등 매우 불편한 증세를 경험할 수 있다. 조기진단이 되면 치료는 비교적 간단하다.

기타 성 질환

● 성기궤양

매독 이외에도 HSV라는 바이러스에 의해서 옮게 되는 성기궤양과 박테리아에 의해서 생기는 무른궤양(chancroid)이란 성기궤양이 있다. 동남아 '종사자'들의 상당수가 이 균을 보유하고 있다.

● 성기사마귀

HPV 바이러스에 의하여 성기나 그 근처에 옮겨지는 이 성병은 동남아뿐만 아니라 미국 '종사자'들도 흔히 보유한 균이다. 이 성병은 자궁경구의 암과 이어질 수 있기 때문에 철저하게 치료를 받아야 한다.

● HTLV-1

HTLV-1 이라는 바이러스는 성적 접촉을 통하여 옮게 되는데 성기에는 아무 흔적이 없고, 옮은 사람은 에이즈처럼 감염 이후 몇 년 동안 아무 이상 없이 살 수 있다. 그러다가 결국 티-세포 백혈병으로 발전할 수 있기 때문에 무서운 성병이다. 이 병을 일본의 서남부 지역 '종사자'들이 많이 보유하고 있다는 자료는 우리에게 퍽 중요한 정보가 아닐 수 없다. 그 밖에도 카리브, 중앙아프리카, 남미와 이스라엘에도 만연되어 있는 상태다.

여행지의 '종사자'들한테서 옮을 수 있는 성병은 너무도 많아서 전부 설명하지는 못하였지만 중요한 것들은 열거한 셈이다. 여행하면서 성병을 옮지 않으려면 '종사자'와 접촉을 삼가는 것 외에는 다른 확실한 방법이 없다. 만약 그것을 실천 못한다면 적어도 안전한 접촉을 하기 위하여 준비를 하고 또 그것을 반드시 실천하는 것이다. 여행지에서 유혹을 이기지 못하고 고심할 때 여기에 나온 모든 병과 균을 상상해 보기를 바란다. 몇 초간의 방심으로 에이즈에 옮아 자기 자신을 망치고 사랑하는 가족을 고생시키게 된다는 생각을 한 번만이라도 하게 된다면 유혹에서 벗어날 수 있을 것이다.

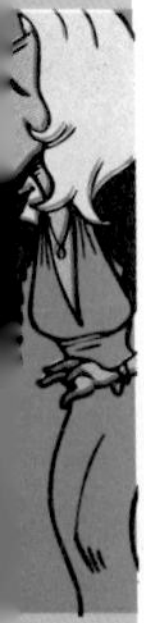

A형 간염

간염 중에는 성적 접촉으로 흔히 전염되는 B형과 C형 말고도 동성애자의 일부를 제외하면 성적 접촉에 의하여서는 옮겨지지 않는 A형과 E형이 있다.

A형 간염은 과거 우리나라의 위생환경이 요즘보다 훨씬 좋지 않았던 때 널리 만연되었던 간염이다. 이 간염은 A형 간염 바이러스를 보유한 사람의 변에 오염된 음식이나 식수를 먹거나 마심으로 옮는다.

A형 간염의 전염경로

- 보균자가 변을 본 후 더운물과 비누로 손을 철저히 씻지 않고 다른 사람이 먹을 음식물을 취급할 때 그 사람의 바이러스가 음식물에 묻어서 여행자의 입으로 들어간다.
- 보균자의 바이러스가 섞인 인분이 식수의 원천지 또는 배수관에 스며들어 식수에 오염되었을 때 이 물을 끓이지 않고 여행자가 마시면 그 바이러스가 물을 마시는 사람에게 옮아가게 되는 것이다.
- 보균자의 바이러스가 섞인 인분이 채소밭에 뿌려져 채소에 그 바이러스가 붙어 있다가 샐러드나 살짝 데친 채소요리에 섞여서 음식을 먹는 여행자 몸속으로 들어간다.
- 보균자의 바이러스가 섞인 인분이 처리가 안 된 상태로 바다에 버려졌을 때에도 그곳에 사는 생선과 갑각류 해물이 바이러스에 오염된다. 여행자가 이런 해산물을 완전히 익히지 않고 먹으면 그 바이러스가 옮아 들어오게 된다.
- 보균자의 바이러스가 섞인 물로 만든 얼음을 섞어서 음료수를 마시면 바이러스가 우글거리는 음료수를 마시게 되는 것이다.

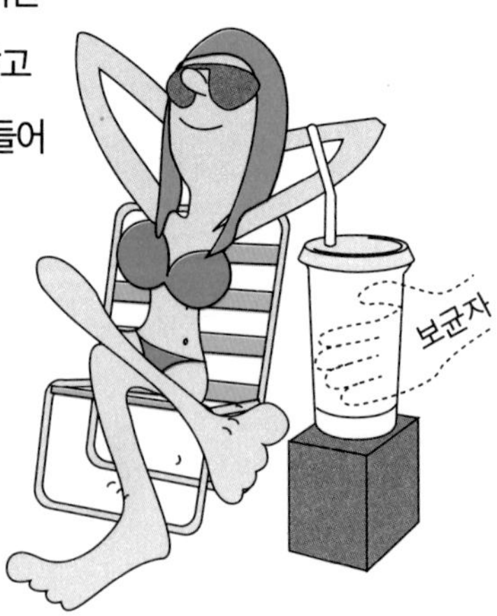

- 비정상적인 성적 접촉 행위 도중에 보균자 몸의 일부에 묻어 있던 변이 파트너의 입 속으로 전달되며 바이러스를 옮는다.

A형 간염의 증세

일단 바이러스에 감염되어서 A형 간염에 걸리면 평균 28일 동안의 잠복기 후에 복통과 열, 황달, 피로, 식욕이 없는 증세를 보이며 1~2주부터 1~2개월 동안 앓게 된다. 다행히 회복 이후 만성간염을 앓는 일은 없어서 간경화나 간암과 이어지는 일은 없으나, 급성간염의 15% 정도는 반년 내지 9개월 간 고생한다.

A형 간염의 예방

A형 간염 예방주사가 있기 때문에 A형 간염 만연 지역으로 여행할 사람은 출발 전에 예방주사를 맞는 것이 현명하다. 면역글로불린도 예방효과가 있기 때문에 예방주사를 안 맞겠으면 적어도 면역글로불린을 대신 맞으라고 보건전문인은 권한다.

E형 간염

A형 간염과 비슷한 점이 많으면서 완전히 다른 바이러스가 옮기는 새로운 간염을 E형이라고 한다. 전염되는 과정은 A형

과 동일해 바이러스로 오염된 물을 통하여 대부분 옮는다. 잠복기간이 A형보다 훨씬 길어 평균 40일이나 된다. 일단 병이 나면 A형과 마찬가지로 황달이 생기고 복통, 피로, 구토 증세를 나타낸다. A형과 마찬가지로 만성간염은 일으키지 않지만 사망률이 평균 1~3%나 되어 A형보다 훨씬 무서운 병이라는 것을 말해 준다. 제5장에서도 이야기했듯이 이 병은 임산부에게 매우 혹독하다는 것이 중요한 차이점이다. 이 병을 앓는 임산부의 15~25%가 사망한다는 사실을 우리 여행자들은 잊으면 안 된다.

E형 간염의 예방

이 간염을 예방할 수 있는 예방주사는 아직 없다. 설상가상으로 면역글로불린이 이 병을 예방해 준다는 증거가 아직은 없다. 따라서 이 병을 예방하는 길은 음식물과 식수를 조심하는 것 외에는 아직 다른 도리가 없다. 여행자는 믿을 수 없는 물을 절대로 마시지 말고, 외출 후 돌아와서는 반드시 더운물과 비누로 손을 씻어야 한다. 얼음은 어디에서나 절대로 사용하지 않는다. 과일도 껍질을 벗겨서 먹거나 조금이라도 상했으면 절대로 날로 먹지 말아야 된다. 이 간염이 만연되어 있는 지역을 여행하는 임산부는 이러한 주의사항을 더 철저히 지켜야 된다.

황열병(yellow fever)

그 유명한 파나마 운하의 시공을 제일 먼저 시도한 것은 프랑스 사람들이었다.

심한 열대성 열병 때문에 수많은 인부와 기술자들이 사망하는 바람에 공사를 중단하게 되었다. 공사비는 점점 늘어가고 이렇다 할 진전이 없어지자 돈을 대던 사람들이 돈주머니를 졸라매게 된다. 미국은 재빨리 공사할 권리를 망한 프랑스회사에서 헐값에 사 들인다. 그리고 몇 년 후 미군 군의관 월터 리드가 그 열병의 균이 모기에 의하여 옮겨진다는 사실을 발견하게 되고, 미군 군의관 윌리엄 고가스 소령은 공사 현장의 모기떼를 섬멸하는 데 성공하자 그 열병이 일단 사라졌고, 미군 공병대의 지휘하에 운하가 준공된다. 그 당시 매우 창피하고 억울했던 프랑스 사람들은 그때부터 미국 사람들이 성취하는 모든 일에 질투하게 되고 미국에 대한 적개심마저 싹트게 되었다는 이야기도 있다.

한편 모기와 황열병의 관계를 발견한 그 군의관은 미국에서 가장 중요한 육군병원이 자기 이름으로 명명(命名)되는 큰 영예를 얻게 된다. 그리고 모기떼를 섬멸한 고가스는 후에 미 육군의 군의감으로 영전하게 된다. 너무 비약했는지 모르지만 바로 그 역사적인 병이 황열병이다.

이 병은 그 이후 백 년이 넘는 오늘날까지도 중미, 남미의 열대지역과 광범위한 아프리카 지역의 주민들을 끈질기게 괴롭히고 있는 병이다. 이 지역으로 여행을 계획하는 사람은 미리 예방접종을 맞고 준비해야 된다. 이 지역 대부분의 나라들은 예방접종을 맞지 않은 사람들의 입국을 금지하고 있다. 아마 그보다 더 중요한 문제는 이 지역을 여행한 사람이 인도, 중국, 필리핀 등 아시아의 많은 열대지역에 인접한 나라에 입국하려면 예방접종을 맞았다는 증명이 반드시 있어야 한다는 점이다. 아직은 황열병이 만연하지 않은 이들 지역에도 이 병을 옮기는 모기가 많이 존재하고 있기 때문에 이 병을 앓는 사람이 생기게 되면 곧바로 퍼질 수 있다는 국제보건 권위자들의 판단에 따른 것이다.

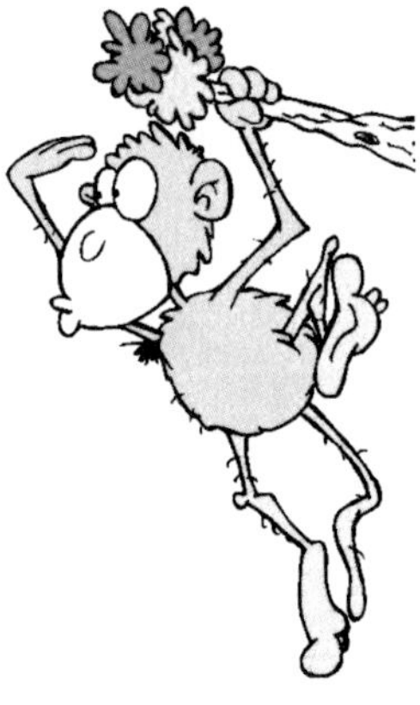

황열병은 주로 애디스 애지프티(aedes aegypti)라고 불리는 모기가 황열병을 앓는 사람을 물어 바이러스를 옮은 다음에 다른 사람을 물면서 그 사람한테 옮겨 주면서 퍼트린다. 남미의 정글에서는 모기가 병든 원숭이한테서 바이러스를 옮아 사람한테 퍼트리기도 한다.

잠복기간은 불과 며칠밖에 안 되며 고열, 근육통, 두통, 구토 등 다른 열병과 특별히 다르지 않은 증세를 나타낸다. 약 85%의 환자는 차차 회복하여 건강을 되찾으나 약 15%는 며칠 이내에 제2단계로 들어간다. 황달, 내출혈, 심한 복통 등이 일어날 수 있고, 약 50%는 신장 기능을 완전히 잃으며 10일 내지 2주 이내에 사망한다. 그러니까 병을 옮은 사람의 약 8% 정도가 사망한다는 계산이 나온다. 현재로는 항생제 같은 특효약이 없는 상황이기 때문에 예방접종만이 이 병을 예방하는 유일한 수단이다.

뎅기열, 뎅기성출혈열

뎅기열과 뎅기성출혈열도 황열병과 같이 애디스 애지프티 모기가 이 병을 앓는 사람의 피에서 바이러스를 옮아 갖고 그것을 다른 사람들에게 옮겨 줌으로 퍼지는 열병이다. 아시아와 아프리카 등 세계 광범위한 지역에 만연되어 있고(지도 F 참조), 최근 감염률이 급등하고 있어서 보건관계자들을 긴장시키고 있다.

뎅기열은 옮은 후 며칠 후에 독감 같은 증세를 나타내며 심한 두통과 눈알 뒤의 통증이 심할 수 있다는 것이 특징이다. 온몸에 발진이 생기는 것이 또 하나의 특징이고 며칠 앓고는 별일 없이 회복된다.

뎅기성출혈열은 뎅기열을 앓다가 갑자기 열이 40도 내지 41도까지 오르며 고온과 함께 발작을 하며 출혈을 한다. 이병의 출혈은 주로 피하로 하기 때문에 피부에 크고 작은 출혈 자국

뎅기열 최근 분포도 (WHO, 2004)

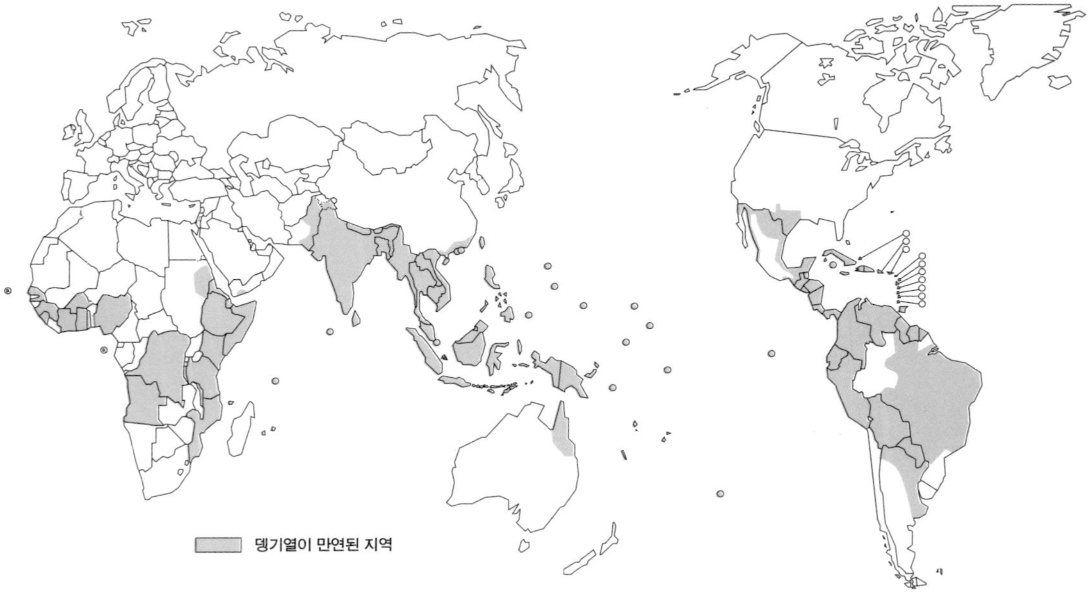

〈지도 F〉

이 생긴다. 그러나 코피도 날 수 있으며 소화기관 내에 내출혈도 드물지 않다. 체온과 혈압이 갑자기 떨어지면서 매우 위험한 단계로 돌입한다. 이 단계에서 입원하여 적절한 치료를 받지 못하면 약 1/4의 환자가 사망하게 된다. 입원하여 적절한 치료를 받으면 사망률은 2% 이상 되지 않는다. 뎅기열의 예방접종은 아직 없다.

렙토스피라병(leptospirosis)

렙토스피라병은 베트남, 태국, 타히티섬, 하와이, 벨리즈 등 여행자들이 선호하는 많은 지역을 포함한 온대지방과 열대지방에 널리 만연된 병이다. 도시에서 떨어진 연못이나 저수지 같은 물에 이 병균을 가진 쥐, 개, 소, 사슴, 다람쥐 등 야생동물의 배설물이 섞여져서 균을 사람에게 퍼트린다. 이런 물웅덩이에서 수영을 하거나 다른 스포츠를 즐기다가 균이 상처난

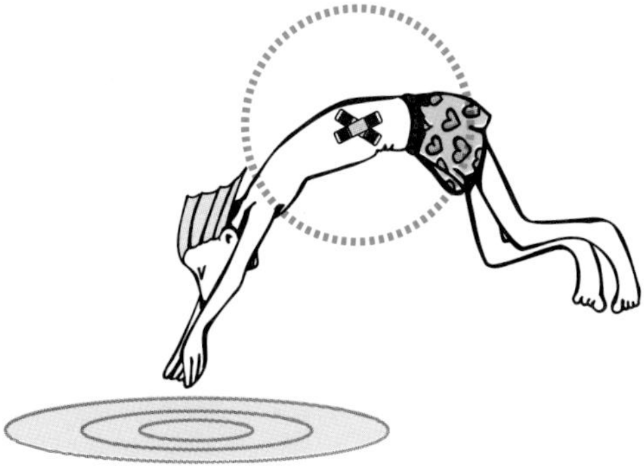

피부를 통해서 몸으로 들어가는 것이다. 여행 중 캠프를 하거나 배낭여행 중 이런 곳에서 수영을 하다가 이 병에 걸리기도 한다.

균을 옮겨 받은 다음 2일~4주 있다가 갑자기 열이 오르고 온 몸이 쑤시고 구토를 하며 앓기 시작한다. 며칠 후 열이 가라앉거나 그렇지 않을 때에는 다음 단계로 진행하여 간과 신장에 탈이 나고 뇌막염도 생길 수 있다. 치료를 받지 않으면 몇 주일 비교적 심하게 앓고 회복된다. 사망하는 경우는 거의 드물다. 독시싸이클린 같은 적절한 항생제를 쓰면 치료가 빠르게 된다.

제10장 크루즈 여행

큰 유람선을 타고 1주 내지 2주 동안 세계 방방곡곡을 누비며 구경하는 크루즈(cruise) 여행도 앞으로 점점 더 많은 한국인이 선호하는 여행 방식이 될 것이다.

항공기 여행과의 차이점은 여러 가지가 있다. 한번 승선하면 여행이 끝나서 마지막 항구로 돌아올 때까지 호텔 걱정을 안 해도 좋고 따라서 매번 짐을 쌌다 풀었다 하지 않아서 좋다는 것이 아마 대부분의 여행자가 첫째로 꼽는 크루즈의 장점일 것이다. 항해하는 낮에는 여러 가지 운동과 오락 활동을 즐길 수 있어서 좋고 저녁이 되면 옷을 잘 차려입고 고급 레스토랑에 가서 제법 괜찮은 분위기를 만끽하며 식사를 한다. 저녁에는 원하기만 하면 춤과 노래가 있고 다양한 쇼와 카지노가 있다. 아침에는 이색적인 항구에 들어가서 관광을 즐기다가 돌아온다. 이렇게 고급스럽고 낭만적인 여행에도 건강을 해칠 수 있는 일이 일어날 수 있단 말인가?

손 씻기 위해 배를 타나

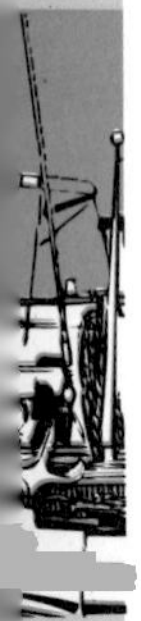

대부분의 크루즈가 이렇다 할 질병의 집단감염 없이 무사히 항해를 끝마친다. 그러나 그런 집단감염의 가능성은 모든 선박에 늘 존재하고 있다. 크루즈 여행을 하는 동안 가장 흔히 일어날 수 있는 건강문제는 위장염(배탈)과 독감이다.

그 중 제일 자주 일어날 수 있는 위장염은 노로바이러스(noroviruses)라고 불리는 바이러스가 퍼트려서 일어나는 병이다. 이 바이러스는 물론 육지에서도 위장염을 잘 일으키는 장본인으로 세계 각국에 만연되어 있는 균이다. 승객 천여 명 중 한 사람이 이 바이러스나 독감 바이러스를 갖고 승선했다면 이 바이러스가 다른 승객에게 전염될 가능성은 육지에 비하여 훨씬 더 높다. 좁은 공간에서 많은 사람이 동시에 같은 활동을 하며 가까이 여러 날을 지내기 때문이다. 따라서 독감이 육지에서 만연되어 있을 때 유람선을 타게 된다면 출발 전에 독감백신을 맞는 것이 안전하다.

위장염은 대부분 바이러스에 의한 것이기 때문에 보통 2일 정도 앓다가 회복한다. 임모디움이나 펩토-비스몰을 약간 준비하고 승선했다가 사용할 수도 있다.

항해 도중에는 독감이나 감기의 감염을 피하기 위하여 다른 승객이 기침이나 재채기를 할 때 반드시 손으로 입을 막기를 권한다. 그리고 위장염과 독감의 만연을 방지하기 위하여 모든 승객은 손을 철저히 씻어야 한다. 손을 한두 번 씻는 것이 아니고 누가 봐도 너무한다고 생각할 때까지 씻으라는 것이다. 유람선 탑승자는 반드시 다음 사항에 유의하여 손을 씻어야 된다.

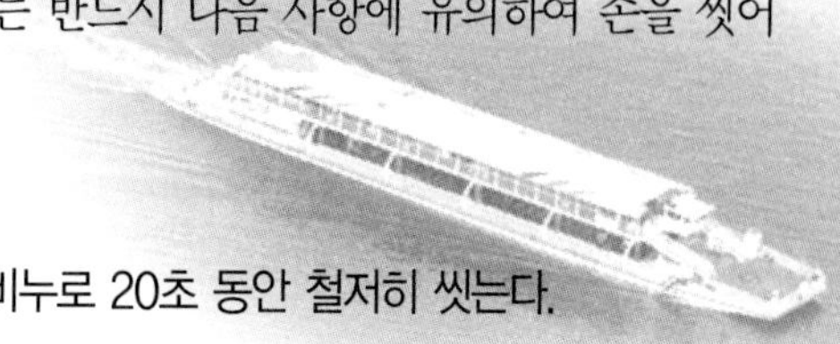

- 손은 더운물과 비누로 20초 동안 철저히 씻는다.
- 손가락 사이와 손톱과 손가락 끝 사이를 집중적으로 씻는다.
- 식사 전에 씻는다.
- 흡연 전에 씻는다.
- 이를 닦기 전에 씻는다.
- 다른 사람의 손과 접촉을 한 후에도 씻는다.
- 이런 일이 없어야 하겠지만 남의 입을 자기 손이 만졌으면 씻는다.
- 화장실에서 일을 끝내고 나오기 전에 씻는다.
- 자기 입에 손이 갔으면 씻는다.
- 입에 손을 대고 기침을 했거나 재채기를 했으면 손을 씻는다.
- 손으로 집어먹는 과일이나 과자 종류를 남에게 주거나 자기가 먹기 전에 손을 씻는다.
- 외출했다가 자기 캐빈으로 돌아올 때마다 손을 씻는다.
- 공용 화장실에서 씻었을 경우 종이타월로 완전히 손을 말리고 그 종이를 손에 든 채 수도꼭지와 문의 손잡이를 돌린다.

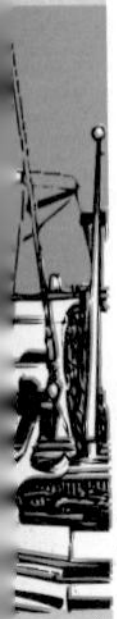

독자들 중에는 너무 지나친 것이 아니냐고 생각하는 사람이 많을 줄 안다. 즐기려고 크루즈를 하지 손 닦으려고 배를 타느냐 하고 매우 부정적으로 생각할 수도 있을 것이다. 그러나 유람선에서 일어나는 많은 위장염과 독감 케이스를 철저히 연구한 보건전문인들은 선박 내의 유행성감염을 예방하는 데는 손을 철저하게 씻는 것이 가장 확실한 방법이라고 말한다.

비싼 돈 내고 고생하는 배 멀미

요즘은 배 멀미 때문에 고생하는 여행자는 별로 없다. 선박을 설계하고 제조할 때 배의 중심을 든든히 잡아 줄 수 있게 설계를 해서 요동이 적기 때문이다. 최근의 큰 선박은 선체의 안정도가 전에 비하여 훨씬 높아졌다. 자동차만 타도 멀미를 하던 사람이 요즘은 배를 타고도 멀미를 하지 않는다고 말한다. 그러나 풍랑이 거센 곳을 지날 때는 원래 멀미를 잘 하는 체질인 여행자는 어느 정도 멀미를 할 것을 각오해야 한다. 그런 여행자는 예약할 때 캐빈을 되도록 배의 중간에(앞뒤로 따져서) 배정해 달라고 부탁한다. 또 그런 여행자는 먹는 멀미약(드라마민 같은 약)을 미리 준비한다. 귀 뒤에 붙이는 멀미 패취(스코팔라민)도 육지에서 구입할 수 있다. 패취는 한 번 붙이면 72시간 동안 유효하다는 장점이 있다. 비싼 돈을 들여 먼 데까지 가서 남들이 다 하는 좋은 구경도 못 하고 멀미 때문에 방안에 누워 있어야 한다면 그것처럼 한심한 일도 없을 것이다.

항해 도중의 진료

웬만큼 큰 크루즈 선박에는 의사가 탑승하고 있고 진료시설을 갖추었다. 어느 정도의 응급치료를 할 수 있는 시설과 스태프가 준비되어 있다. 의사의 실력은 선박에 따라서 크게 차이가 날 수 있으나 대부분 경험이 있는 의사이고, 소위 선진국에 속하는 나라 중에서 발행하는 개업면허를 소지한 의사이다. 의료시설은 설비가 좋은 선진국의 진료소 정도지만 그 이상은 절대로 아니다. 약품도 응급치료에 필요한 몇 가지를 빼면 준비되어 있지 않다. 간단한 상처를 치료하고 찢어진 피부를 꿰매는 정도며 그 이상의 외과치료나 수술은 못 한다. 그렇기 때문에 비교적 복잡하고 불안정한 내과적인 질환을 가진 환자는 담당의사의 허가 없이 이런 여행을 계획하지 않는 것이 좋다. 또

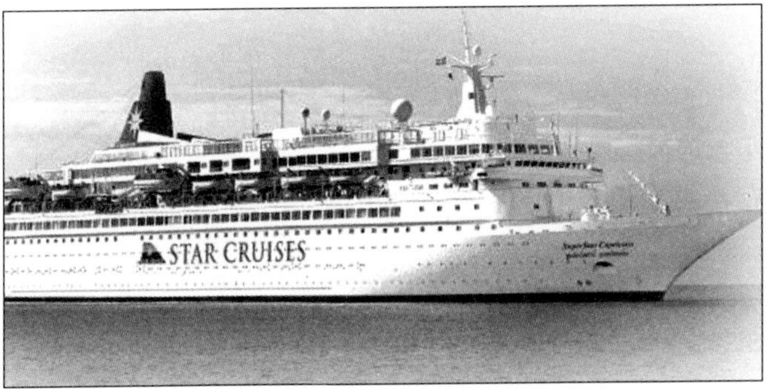

의사의 처방에 따라서 매일 여러 가지 약을 복용하는 사람은 출발 전에 약 먹는 법을 완전히 터득하고 약을 충분히 준비하는 것이 필수적이다.

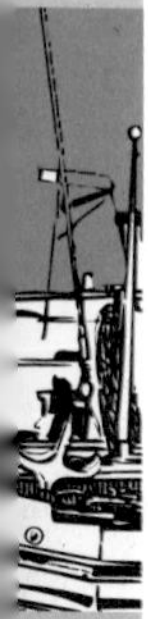

기항시의 건강 조심

크루스 여행의 하이라이트는 이국 항구에 닿아서 상륙하는 것이다. 화려한 배를 타고 열심히 손을 닦으며 청결한 생활을 하다가 내렸더라도 기항지마다 나라가 변하고 또 환경이 바뀐다. 그렇기 때문에 상륙해서는 반드시 물, 음식 등 다른 여러 가지 건강문제를 항공기로 도착한 여행자와 똑같이 주의해야 된다.

TRAVEL&HEALTH

제11장 배낭여행자의 안전과 건강

TRAVEL MEDICINE

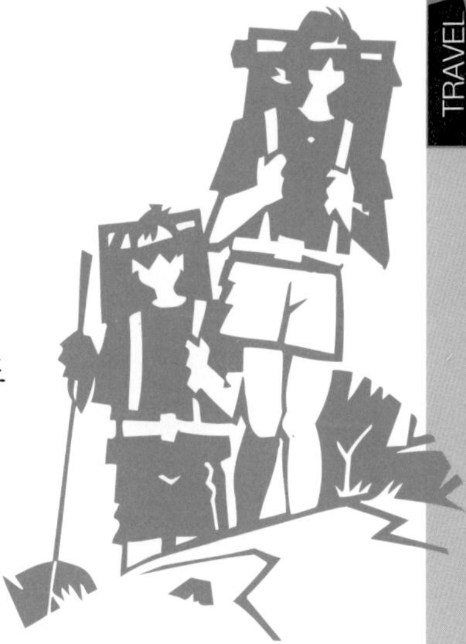

배낭여행의 장점

비용이 싸다는 이유는 누구한테도 중요한 장점일 수 있다. 그러나 제일 중요한 장점은 그 저렴한 비용이 허용하는 시간적 여유일 것이다. 시간의 여유가 생길 때 제한의 사슬에서 풀리고 마음대로 할 수 있는 자유가 주어진다. 마음의 자유가 있을 때 낭만이 깃들고 마음이 낭만을 찾을 때 자연으로, 그리고 멀리 가고 싶어진다. 그래서 그런지 배낭여행자들은 멀고 낯선 곳에 가서 새로 사귄 친구들과 잘 어울리며 즐긴다. 고향의 친구, 가족, 학교, 직장이 마음에서 멀어지는 것이다.

대부분의 배낭여행자는 건강히 그리고 풍요로운 체험을 얻어 가지고 자기가 원래 속한 사회로 돌아온다. 그러나 여러 통계를 보면 이들 중 적지 않은 수가 여행 중 사고에 의한 부상과 병 때문에 고생하고, 또 상당수가 원주민 아니면 다른 배낭여행자에 의해서 여러 가지 수모를 당하는 것으로 나타나 있다. 여기서는 값진 배낭여행을 안전하고 건강하게 할 수 있는 방법을 여러 연구결과와 통계를 토대로 살펴본다.

출발 전에 챙겨야 할 일

예방주사

우선 필요한 예방주사를 다 맞았는지 확인한다. 필요한 예방주사란 계획한 여행지에 만연하고 있는 질병 중에서 예방주사로 예방이 가능한 질환을 찾아내 그 중에서 여행자가 아직 해당 주사를 맞지 않았거나, 맞았어도 유효기간이 지났거나, 그렇지 않으면 유효기간이 언제 끝나는지 확실치 않은 예방주사를 말한다(제1장 참조).

예를 들어서 K라는 사람이 계획한 여행지에 소아마비, A형 간염, E형 간염, B형 간염, 말라리아, 그리고 광견병이 만연한다고 가정하자. 그 중에 예방주사를 맞을 수 있는 병은 말라리아와 E형 간염을 제외한 모든 질환이다. B형 간염 예방주사는 얼마 전에 세 차례 다 맞았다. 그리고 소아마비는 4년 전에 마지막 주사를 맞았다. 광견병은 맞았는지 안 맞았는지 아리송하다. 그렇다면 K가 맞아야 하는 예방주사는 A형 간염과 광견병 주사다. 말라리아는 예방주사는 없지만 미리 예방약을 먹기 시작하고 여행지에 체류하는 동안, 그리고 돌아와서 얼마 동안 약을 먹으면 그 병을 피할 수 있으니 담당의사에게 처방을 받아서 필요한 양을 출발 전에 구입해야 된다. 배낭여행자가 황야처럼 광막한 지역에서 많은 시간을 보낼 예정이면 파상풍 예방주사도 반드시 맞도록 권한다. 예기치 않은 부상을 당할 것에 대비해서이다.

준비해야 할 목록

광막한 여행지에서 필요할지 모르는 모든 위생항목, 응급치료에 필요한 약품과 품목들을 구입한다.

- 밴드에이드(band-aid) 같은 반창고, 붕대와 가제(gauze) 약간.
- 조그만 가위와 과도, 핀셋.
- 베타딘(Betadine), 또는 포비돈 소독액 같은 소독제.
- 항생제가 들어있는 연고.
- 아스피린이나 타이레놀.
- 임모디움 같은 설사약.

- 허물이 벗겨졌을 때 뿌리는 메디퀵(Medi-Quik)이나 나조넥스나잘 같은 스프레이, 또는 마우스겔 같은 약.
- 가려울 때 바르는 칼라민 로션 같은 약.
- 감기 증세나 알레르기 증세가 생길 때 쓸 베나드릴(Benadryl)이나 드라마민정 같은 항히스타민제와 슈다페드(Sudafed)정 같은 혈관수축제.
- 자외선을 막을 로션(SPF 30 이상).
- 곤충을 쫓는 스프레이(피부용과 옷에 뿌리는 것)
- 매일 복용할 종합비타민.
- 물을 끓일 수 있는 조그만 주전자.
- 물을 소독할 때 필요한 약품(제4장 참조).
- 체온계.
- 에피네프린 주사약 0.5cc 앰플, 1cc 용량의 주사기, 조그만 바늘 각 2개(여행자에게 심한 알레르기가 있거나, 과거에 과민 알레르기성 반응을 경험한 병력이 있으면 이 약을 지참하는 것이 안전하다. 의사나 간호사한테 주사약의 사용법을 배워야 하는 것은 물론이다).
- '이 약은 여행자의 비상시 응급치료를 위하여 처방했다'는 의사의 메모.

배낭여행자는 일반적으로 처음 만나는 사람을 너무 쉽게 믿는다는 통계가 나와 있다. 낭만적인 마음가짐에서 우러나오는 순수한 생각에 의하여 행동하기 때문일 것이다. 그러나 나쁜 마음을 가지고 남을 해치려는 사람은 어디를 가도 있는 법이다. 광막한 자연환경도 마찬가지다. 전문가들은 다음 사항을 반드시 지키기를 권한다.

- 어디를 가든지 가족과 친구와의 연락을 끊지 말라는 것이 첫 번째 충고다. 가족은 여행자가 어디에 있고 어떻게 연락할 수 있나를 항상 알고 있어야 된다는 말이다.
- 되도록 현금을 쓰지 말고 돈을 남에게 보이지 말라.
- 숙소 밖에서 만난 처음 보는 사람에게 숙소를 가르쳐 주지 말라.
- 휴대전화 사용을 가급적 삼가라. 저개발국에서는 한적한 곳에서 휴대전화를 사용하는 여행자를 보면 돈이 많은 줄 알고 범행을 저지르는 경우가 있다.
- 남의 차를 얻어 타고 어디를 갈 때는 가능하면 혼자 가지 말라.
- 모르는 사람과 정치에 대하여 논쟁하지 말라. 이라크가 어쩌니, 북한이 어쩌니 등등을 역설하다 보면 미움을 살 수 있다.

● 모르는 사람에게서 대마초 같은 금지품을 절대로 받지 말라. 일이 잘못되어 누명을 쓸 수가 있다.

마구 떨어지는 체온, 저체온증의 위험 (hypo · thermia)

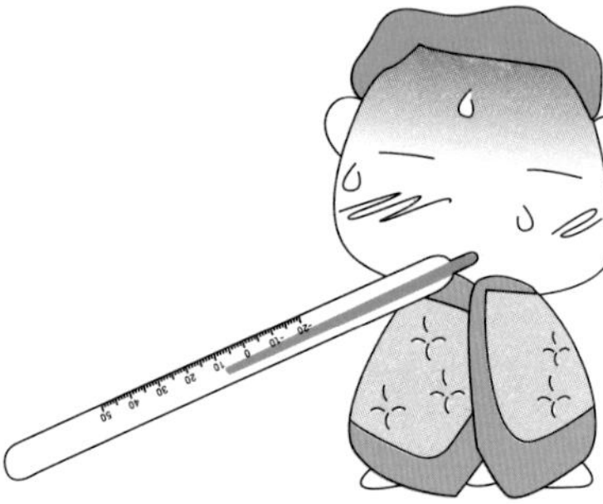

배낭여행 도중 아름다운 자연 속에서 밤을 지내는 여행자들이 있다. 캠핑 같은 활동이다. 그런데 낮에는 제법 더웠던 날씨가 밤이 되면서 예상 외로 추워지기 쉽다. 특히 고원지대에서는 더욱 그렇다. 몸이 만 들 수 있는 열보다 더 많은 열을 오랫동안 상실하게 되면 몸속은 차차 체온을 잃게 된다. 이런 상황이 여러 시간 계속되면 몸은 저체온증의 상태로 돌입할 수 있다.

앞에서 탈수를 이야기하면서 다루었던 열사병을 독자는 기억할 것이다. 아무리 열을 발산해도 몸속의 온도가 떨어지지 않고 몸의 서모스태트(thermostat · 자동 온도 조절 장치)의

작용마저 멈춰버려서 생기는 긴박한 증세 말이다. 저체온증은 그것의 정반대이다. 아무리 몸이 열을 만들고 또 열의 발산을 저하시켜도 체온이 계속 내려가서 생명이 위태롭게 되는 긴박한 상태이다. 이 증세가 시작되면 우선 체온이 35도 이하로 내려간다. 정신이 멍해지고 걷는 데 몸의 균형을 못 잡아 비틀거린다. 피부는 창백해지고 최고혈압이 오른다. 이 상태는 건강하고 영양상태가 양호한 젊은 여행자보다는 몸이 마르고 영양상태가 좋지 못한 여행자에게 더 잘 일어난다. 자기 전에 술을 많이 마신 사람도 이 병에 걸릴 가능성이 그렇지 않은 사람보다 높다.

저체온증의 예방

우리는 다음 네 가지 방법으로 체온을 잃는다. 그 각기 다른 메커니즘을 잘 이해해야만 체온을 잃는 것을 예방하고 최대한 줄일 수 있다.

① 차가운 방 한 가운데 있는 배부른 난로가 열을 사방으로 골고루 내보내면서 차차 난로 속의 열을 잃듯이 우리 몸도 차가운 외부의 공기에 몸속의 열을 방출시켜 열을 잃는다. 이렇게 열을 잃는 것을 방지하려면 우리 몸이 차가운 외부에 노출되는 것을 막아야 된다. 그러기 위해서 두툼한 옷, 모자, 목도리, 장갑과 양말 등으로 몸을 보호해 주어야 한다.

② 우리 몸은 차가운 물체와의 접촉을 통하여 마치 얼음 위에 놓인 미지근한 맥주가 차지듯이 열을 잃는다. 그것을 방지하기 위하여 땅이나 시멘트 바닥과 우리 몸 사이를 열이 잘 전도되지 않는 물질로 격리해 주어야 한다. 스티로폼 같은 물질이 있다면 이상적이다.

③ 찬바람이 불어닥쳐 몸에 맞고 튀어 다른 방향으로 비껴가면서 몸에서 열을 빼앗아간다. 그러한 열의 손실을 막으려면 바람을 막아 줄 바람막이를 임시로 마련하고 방풍재킷 등 바람에 강한 물질로 만든 옷을 입어야 한다.

④ 우리 몸은 열이 증발되면서 체온이 떨어진다. 이런 열 소비를 막으려면 몸의 열이 쉽게 증발하지 못하게 젖은 옷을 마른 옷으로 갈아입고 마스크나 목도리 등을 통하여 호흡한다.

저체온 상태의 치료

일단 저체온 상태에 돌입했으면 몸 전체를 따뜻하게 해 주는 것이 제일 먼저 취해야 할 조치다. 무슨 일이 있더라도 난방이 된 방으로 들어가서 더운물을 마시게 하고 몸속에서 빨리 열을 만들 수 있게 농도가 진한 설탕물을 마시게 한다. 만일 몸의 내부를 따뜻하게 하지 못 할 상황에서 전기담요나 발열용 화학물질을 피부에 접촉시켜 몸의 외부만을 덥게 해 준다면 오히려 저체온 상태를 더욱 악화시키게 된다. 특히 팔과 다리만을 덥게 해 주면 그 부분에 있던 차가운 혈액이 급히 심장으로 돌아가서 체온을 더 떨어트려 사망에 이를 수도 있다. 또 이런 환자한테 위스키나 소주 같은 술을 주면 안 된다. 영화 장면에서는 술을 받아 마시고 이런 환자가 재빨리 회복하지만 사실은 그것과 정 반대다. 술은 저체온 상태의 조성을 촉진하여 회복에 방해가 된다.

야외에서의 상해

터줏대감의 오해와 적대행위

우리가 자연환경의 신비와 아름다움을 만끽하는 과정에서 그 지역에 살고 있는 터줏대감 격인 여러 가지 동물에게 위협을 주게 되면 그들은 방위태세를 취하게 되어 자칫 적대행위를 받게 될 수 있다. 그런 과정에서 여행자가 입는 상처는 대개 가벼운 편이지만 응급치료를 소홀히 했다가 사태를 악화시킬 수도 있다.

피부에 상처를 입었을 때

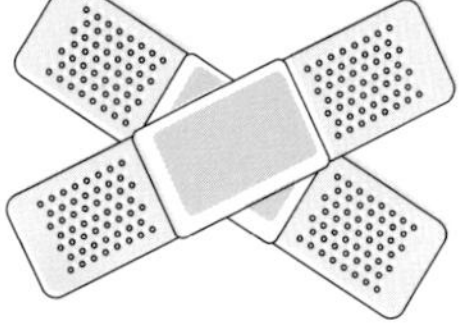

여러 가지 이유로 우리는 피부에 상처가 날 수 있다. 나뭇가지에 걸려서 찔리고 흙에 묻힌 낡은 금속 같은 물질에 찢기고 바닷속의 식물이나 산호를 만지다가도 상처가 날 수 있다. 그렇기 때문에 파상풍 예방주사를 반드시 맞기를 권한다. 그리고 무엇에 부딪히거나 접촉해 상처가 나더라도 출혈이 심하면 우선 출혈이 멈추도록 깨끗한 수건 같은 것을 대고 압박을 가하는 것이 급선무다. 그런 다음에 베타다인 같은 소독약으로 상처를 깨끗하게 씻어준다. 흙이나 가시 그리고 흙에서 섞여 들어간 이물질과 산호인 경우에는 산호 부스러기를 완전히 제거해 주어야 한다. 그렇지 않으면 덧나기 쉽고 상처가 오랫동안 아물지 않아서 고생할 수 있다. 약간의 항생제가 섞인 연고를 바른 다음 반창고나 붕대를 감지 않은 채 아물게 한다.

벌에 쏘였을 때

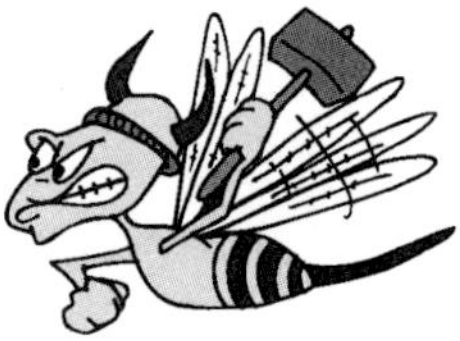

야외에서 우리를 가장 많이 괴롭히는 것은 역시 우리를 물고 쏘는 여러 가지 곤충이다. 벌은 사람이 자기들의 집을 침범한다고 생각할 때 끈질기게 쫓아다니며 쏘는 버릇이 있어서 되도록이면 벌집 근처에서 어정거리지 말아야 한다. 벌에 쏘여본 사람은 다 알겠지만 상당한 통증을 일으킨다. 벌에 쏘였을 때는 우선 벌의 가시가 아직 피부에 박혀 있는지를 확인한다. 만일 가시가 있으면 신용카드나 포켓 칼의 등으로 슬슬 가시를 밀어서 뺀다. 손가락으로 잘못 건드리면 독이 든 가시를 더 밀어 넣을 수도 있기 때문이다. 그런 다음에 상처를 깨끗한 물에 비누로 잘 닦아준다. 만일 비누와 물이 없으면 베타다인 같은 소독약으로 말끔히 씻어 준다. 그런 다음 메디퀵 같은 응급 스프레이를 뿌려주면 통증이 좀 견딜만해진다. 그 후에 얼음이 있으면 타월 같은 것에 얼음을 싸서 찜질을 해준다. 통증이 가라앉고 물린 곳이 가려워지면 칼라마인 로션이 도움이 된다. 드문 일이지만 만일 물린 후 두드러기나 발진이 몸에 생기고 입술이 붓고 어지러워지고 호흡이 불편해지면 병원을 급히 찾아가야 한다. 심한 과민알레르기성 반응(anaphylactic reaction)으로 기관(기도)이 막힐 수도 있기 때문이다. 만일 에피네프린(epinephrine) 주사를 준비해 왔으면 그것을 지체 없이 맞아야 한다. 0.3cc를 넓적다리 근육에 놓아주고 약 30분 후에 나머지 0.2cc를 주사한다.

거미에 물렸을 때

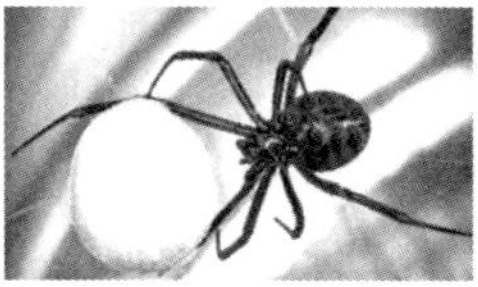

대부분의 거미는 독물을 지니지 않았기 때문에 곤충에게 물리는 것과 별 차이가 없다. 물린 자리에 조그만 상처를 남긴다. 처음에는 약간 아프다가 통증도 차츰 사라지는 것이 보통이다. 물린 자리를 비누와 더운물로 철저히 씻어주고 통증이 심하면 타일레놀 같은 진통제를 먹는다. 물린 자리가 많이 부었으면 항생제 연고를 약간 발라 준다. 몇 시간이 지난 후 열이 나고 복통이 생기고 떨리고 욕지기를 느끼면 독물을 가진 거미한테 물렸을 가능성이 높으므로 응급치료를 받아야 한다. 몸속에 들어온 독소를 해소하기 위한 해독제(antivenom)를 빨리 맞아야 하기 때문이다.

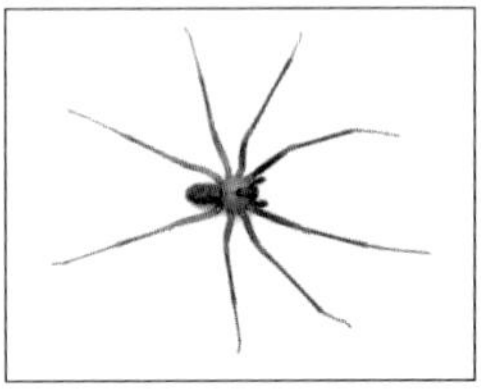

미 대륙에서 흔히 접하는 거미 중에 흑거미(black widow)와 브라운 레클루즈(brown recluse, 바이올린 거미라고도 함)는 독이 있어 이들에게 물리면 치료를 받아야 한다. 어린이가 이들 거미에게 물리면 치명적일 수도 있어 빨리 치료를 받아야 한다. 흑거미는 검은색 몸에 새빨간 모래시계 모양의 무늬를 배에 달고 있어서 알아보기 쉽고, 브라운 레클루즈는 몸과 긴 다리가 갈색이고 등에는 바이올린 같은 줄이 그어져 있어서 쉽게 구별할 수 있다. 그리고 물린 거미의 모양을 의사에게 알려주면 치료하는데 많은 도움이 된다. 해독제가 거미의 종류에 따라서 다르기 때문이다.

뱀에 물렸을 때

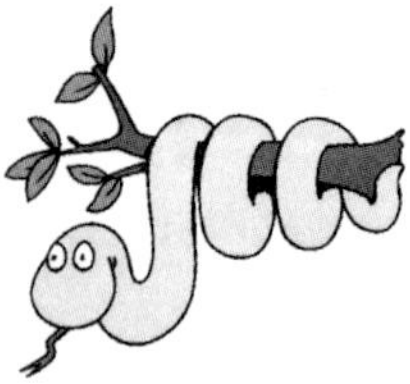

뱀은 잡초가 무성한 곳이면 어디나 다 있다고 생각해야 된다. 황무지나 외진 곳에서 독사에게 물리면 대책이 어렵기 때문에 절대로 뱀에게 물리지 않도록 조심해야 된다. 뱀도 다른 동물과 마찬가지로 자신과 새끼의 안전에 위협을 느끼지 않으면 사람을 물지 않는다. 자기들 서식처 근처에서 어정거리거나 자기들을 놀라게 하면 방위 본능으로 침입자를 공격하는 것이다. 그렇기 때문에 뱀이 많을 것 같은 지역은 되도록 피하는 것이 좋다. 만일 그런 곳을 지나가야만 되겠으면 긴 바지에 장화를 신는 것이 안전하다. 걸어가는 도중 뱀을 만나면 가던 속도를 유지하며 뱀에게서 약 2미터의 간격을 두고 뱀을 피해서 계속 걸어간다. 그리고 절대로 그 뱀을 잡으려고 하지 말라고 전문가들은 강조한다.

저녁에 불을 피우려고 나무를 주워 모으러 다니다가 뱀에 물리는 경우가 많다. 나무를 뺏길까봐 뱀이 덤벼드는 것은 물론 아니다. 그러나 한번 뱀의 입장에서 생각해 보자. 조용한 저녁에 나뭇가지 밑에서 포근히 쉬고 있는데 누군가가 느닷없이 그의 지붕과도 다름없는 나뭇가지를 치워버린다면 얼마나 놀라겠는가? 그렇기 때문에 그런 곳에서는 손을 땅에 가깝게 들이대지 말아야 한다. 이것은 물론 배낭여행자와는 별로 상관없는 이야기지만 골프 치는 사람들이 종종 공을 엉뚱한 곳으로 쳐놓고 공을 찾는 중 뱀이 파 놓은 구멍을 건드리다가 독사한테 혼나는 적이 있다. 3, 4천 원짜리 공 찾으려다가 자칫 생명을 위험하게 할 수도 있다. 물론 여행자도 절대로 뱀 구멍 같은 곳을 건드리지 말아야 한다.

모든 뱀이 독사는 아니고 독사가 물더라도 전부 독을 옮기는 것도 아니다. 그렇기 때문에 뱀에게 물리면 우선 상처를 깨끗한 물에 비누로 잘 씻고 물린 부분을 움직이지 못하게 고정시키고 환자 자신도 한 곳에서 가만히 안정을 취해야 된다. 물린 상처가 거무스레하게 변하고 정신이 멍해지고 욕지기를 느끼고 침을 흘리기 시작하며 몸이 저려오기 시작하면 독이 몸에 침입한 것으로 보고 응급치료를 서둘러야 한다. 그런데 여행자가 개발도상국 지방 벽지에서 사고를 당했다면 적절한 해독치료(antivenom treatment)를 받기가 쉽지 않을 수도 있다.

만약 진공으로 독물을 흡입하는(vacuum suction) 장치를 준비했거나 주위의 누군가가 갖고 있다면 응급치료를 기다리는 동안 그것을 이용하여 상처에서 독물을 빨아내도록 한다. 그리고 옛날부터 내려오던 민간요법 중 여러 방법이 많은 연구결과에서 조금도 도움이 안 되고 오히려 회복에 해가 된다고 증명되었기 때문에 이 분야의 권위자는 응급치료를 기다리는 동안에 적어도 다음과 같은 일은 하지 말라고 강조한다.

- 상처에 얼음을 대지 말라. 얼음은 이런 상처를 더 악화시킨다. 벌의 경우 주로 부어서 증세가 생기므로 얼음이 도움이 되지만 뱀의 경우 독소가 혈관 속으로 들어가서 신경세포 등을 상하게 하기 때문에 전혀 다른 상황이다.
- 칼로 상처를 째서 독물을 제거하는 치료를 절대로 받지 말라. 나중에 상처를 덧나게 하는 등 해로울 뿐이다.

- 영화에서 용감한 카우보이가 하듯이 상처를 입으로 빨지 못하게 하라. 이것도 상처에 오히려 해로울 수 있다.
- 상처에 전기찜질을 받지 말라.
- 술을 먹지 말라.
- 상처를 입은 팔 다리를 졸라매지 말라.
- 물은 뱀을 잡으려고 하지 말라. 다시 물릴 수 있고 잡은 뱀이 치료에 아무런 도움이 안 된다.

집착력의 일인자 진드기(tick)

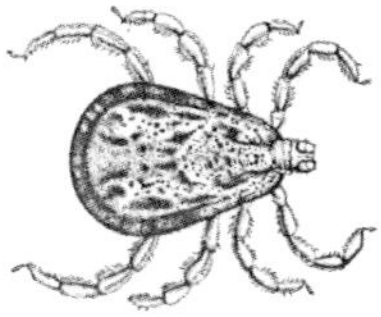

1975년에 미국 코네티컷주에 있는 라임(Lyme)이란 소도시에서 수십 명의 소년 소녀가 관절염 증세로 치료를 받은 일이 있었다. 나중에 조사를 해 보니 그들은 모두 사슴을 주로 무는 진드기한테 물려서 병이 난 것이었다. 그 후에 이 병을 라임병(Lyme disease)라고 부르게 되었다. 이 병은 박테리아에 의한 것으로 독감 같은 증세와 관절염이 함께 일어나는데 모든 연령에 걸릴 수 있는 병이다.

사슴은 세계 대부분의 지역에 살고 있고, 사슴이 있으면 진드기가 존재한다. 특히 야외에서 활동을 많이 하는 사람은 진드기한테 물릴 가능성이 높다. 진드기는 한번 몸에 붙어서 자리를 잡으면 그 자세를 얼마 동안 유지한다. 그래서 옷을 벗고 잘 살펴보면 진드기가 붙어 있는 것을 발견할 수 있다. 진드기를 발견하면 작은 핀셋으로 머리 근처를 꽉 잡아서 천천히 몸에서 떼어낸다. 핀셋으로 진드기를 부스러트리면 병균을 더 옮길 수 있어서 주의해야 된다. 그런 다음 비누와 더운물로 손을 씻고 물린 상처를 소독하고 연고를 발라 준다.

해파리에 쏘였을 때

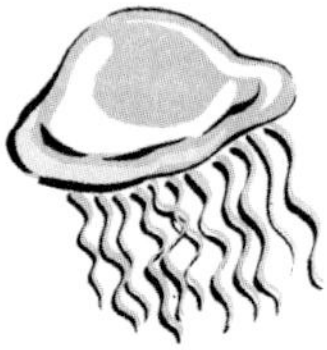

해파리는 세계 여러 해안에서 사람을 쏘는 귀찮은 존재다. 호주 북부 해안에 있는 복스 해파리는 치명적일 수 있으니 주민들한테 잘 물어 보고 물에 들어가야 된다. 보통 해파리한테 쏘였을 때는 식초를 상처에 발라 주면 많은 도움이 된다.

Infomation

TRAVEL&HEALTH

제 12 장

여행지 의료정보

이 장에 실린 정보는 최근 발표한 WHO 자료, 미연방정부질병통제국(CDC), 대한민국 외교통상부, 국제여행자의료원조협회(IAMAT, International Association For Medical Assistance to Travellers), 국제여행자의학협회(ISTM), 외국여행을 위한 영국의 건강정보(UK Health Information for Overseas Travel) 등의 자료를 참고하며 엮어졌다. 한국여행자가 많이 찾는 여행지는 대부분 수록되었다고 본다. 그러나 일본, 미국, 캐나다, 그리고 서유럽같이 우리나라 여행자가 주의해야 할 질병이 만연되어 있지 않은 지역은 여기서 제외하였다.

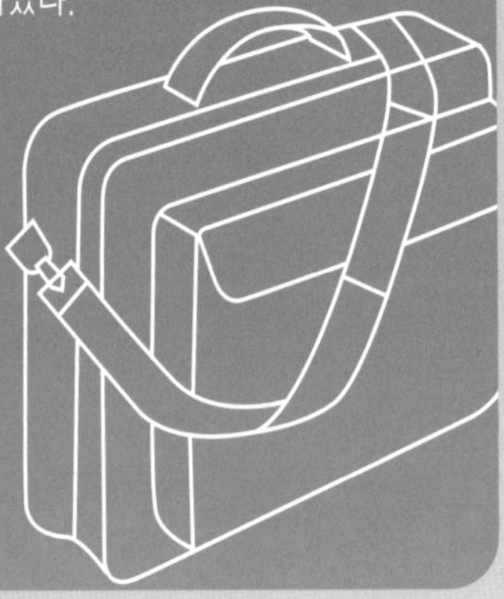

1. 아시아 태평양 지역

네팔

❖ 질병

설사에 걸리지 않기 위해 물을 꼭 끓여 마셔야 한다. 결핵, A형 간염, B형 간염 등이 만연하고 있다. 에이즈 바이러스 보유자도 한국보다 많다. 시외, 특히 인도하고 접경하는 지역은 말라리아 위험지역이다. 대부분이 비박스이지만 클로로퀸(chloroquine)이 듣지 않는 팔씨파럼이 간혹 보고되고 있기 때문에 WHO는 클로로퀸과 프로과닐(proguanil)의 병용을 권장하고 있다.

❖ 의료시설

매우 뒤떨어졌다. 기본적인 진료를 제외한 건강문제의 진료는 가능하지 않다고 보아야 한다. 한국으로 돌아갈 수가 없으면 태국 방콕이나 싱가포르 같은 비교적 개발이 앞선 나라로 후송될 수밖에 없다.

카트만두(Kathmandu)에 외국여행자를 전문으로 진료하는 곳이 여러 곳 있는데 그 중 두 곳은 다음과 같다.

- Nepal International Clinic (전화: 5527-739)
- IAMAT Center (전화 : 4488-100, Extension 7999)
  - Hotel Everest 내에 있음. Dr. Shrestha를 찾을 것.

❖ 한국대사관

주소 : Himshail, Red Cross Marg, Tahachal, Kathmandu, Nepal

전화 : (977-1) 4270-172

뉴질랜드

❖ 질병

풍토병은 없다. 태양이 강렬하여 자외선의 피해를 막을 옷차림, 챙이 넓은 모자와 색안경과 자외선 차단 크림은 필수적이다.

❖ 의료시설

선진국 수준이나 보험이 없으면 진료비가 비쌀 수 있다. 긴급진료는 여행자도 공립종합병원에서 받을 수 있다.

구급차 전화번호: 111

❖ 한국대사관

주소: 10th Floor, 396 Queen Street, Auckland, New Zealand

전화: (64-9) 379-0818, 0460

대만

❖ 질병

A형 간염, B형 간염, E형 간염이 만연되어 있다. 말라리아는 없으나 뎅기열이 가끔 만연되고 있다. 결핵이 우리나라보다 많다. 생수나 끓인 물을 마셔야 한다.

❖ 의료시설

한국보다는 일반적으로 뒤떨어졌으나 긴급진료는 안심하고 받을 수 있다. 급히 진료를 받아야 할 경우 갈 수 있는 병원은 다음과 같다.

대만대학병원 (전화: 2312-3456, 응급치료실; Ext. 2264)

국태종합병원 (전화: 2708-2121, 응급치료실; 2702-1428)

장경기념의원 (전화: 2713-5211, 응급치료실; Ext. 3714)

한국대표부

주소: RM 1506, 15F, NO. 333, SEC. 1, Kee Lung Rd, Taipei

전화: 2758-8320~5

라오스

❖ 질병

간염, 뎅기열과 결핵이 만연되어 있다. 설사병은 큰 도시나 지방이나 마찬가지로 주의해야 된다. 물은 꼭 생수나 끓인 물을 사용해야 한다. 수도 비엔티안(Vientaine)만 벗어나면 팔씨파럼 말라리아가 만연되어 있는 상태. doxycycline, atovaquone · proguanil, mefloquine 또는 primaquine의 사용을 미 CDC와 WHO는 권장하고 있다.

❖ 의료시설

비엔티안 시내의 의료시설도 매우 뒤떨어져 있는 상태. 비엔티안에 있는 Mahosot 진료소와 호주 대사관 내에 진료소가 있어 외국인을 케이스에 따라서 진료한다. 입원을 필요로 하는 질환은 방콕이나 싱가포르로 후송되어야 한다.

❖ 한국대사관

주소: Lao-Thai Friendship Road, Ban Watnak Sisettanak District,
P.O. Box 7567 Vientiane

전화: 856-21-352-031~3 / 856-20-5513-152 (영사)

교민회 - 전화: 856-20-5511-756

말레이시아

❖ 질병

A형, B형, C형 간염과 뎅기열이 만연되어 있다. 설사병이 자주 일어나기 때문에 물은 끓이거나 생수를 마셔야 된다. 도시와 해변지역에는 말라리아가 없으나 말레이시아 동쪽 벽지의 일부에는 팔씨파럼 말라리아가 만연되어 있다. 그 지역으로 여행할 사람은 메플로퀸 (mefloquine) 복용을 WHO가 권장한다.

❖ 의료시설

큰 도시의 의료시설은 대체로 괜찮은 편이다.

❖ 한국대사관

주소: No.9&11, Jalan Nipah, Off Jalan Ampang 55000
Kuala Lumpur, Malaysia

전화: (03) 4251-2336, 4251-9066 (영사)

교민회 - 전화: (03) 4257-7585, 4257-3397

몽골

❖ 질병

간염, 특히 C형이 만연되어 있고 결핵을 앓는 사람이 많다. 설사병, 전염성 혈사, 건조한 기후 때문에 생기는 피부병 등이 많이 일어난다. 말라리아는 없다.

❖ 의료시설

매우 뒤떨어졌다. 연세대학교 의료팀이 수도에서 친선병원을 운영하고 있다. 한국국제협력단(KOICA) 의사가 한국에서 파견되어 있을 때도 있으니 그런 때에는 그들의 진료도 가능하다. 입원을 요하는 질병은 한국이나 다른 제3국으로 후송되어야 한다.

❖ 대사관

주소: Olympic Str. 10, Sukhbaatar Dist. Ulaanbaatar, Mongolia

전화: (976-11) 32-1548 31-8470, 32-2890

교민회(상공회의소) - 전화: 976-11-32-6590

미얀마

❖ 질병

간염, 설사병, 결핵과 말라리아와 뎅기열이 만연되어 있다. 1,000m 이하의 지역에는 말라리아가 있을 것으로 가정해야 된다. 카렌(Karen)주에는 일년 내내, 기타지역은 봄부터 12월까지가 위험기간이다. 말라리아 예방을 위해 doxycycline, atovaquone · proguanil, mefloquine의 사용을 미 CDC는 권장하고 있다. 그러나 샨(Shan)주의 동부지역과 카야(Kayah), 그리고 카인(Kayin)주 여행자는 doxycycline이나 atovaquone · proguanil을 사용할 것을 권장한다. 그 지방에서는 mefloquine이 듣지 않기 때문이다. 또 미국의 CDC는 미얀마를 E형 간염의 만연지역으로 지적하고 있다.

❖ 의료시설

매우 뒤떨어졌다. 양곤시내 Inya Lake Hotel에 있는 International SOS Clinic에서 외국인 여행자의 진료를 영어로 받을 수 있다.

주소: 37 Kaba Aye Pagoda Rd, Mayangone Township

전화: (95-1) 667-877

다음 병원서도 외국인의 진료가 가능하다.

Diplomatic Hospital (전화: 550-149)

General Hospital (전화: 281-722)

❖ 한국대사관

주소: No.97, University Avenue, Yangon, Union of Myanmar

전화: (95-1) 527-142~4, 515-190

방글라데시

❖ 질병

간염, 결핵, 설사병, 뎅기열, 장티푸스, 파상풍, 그리고 수도 다카(Dhaka) 외에는 말라리아가 전국에 만연되어 있다. 미 CDC와 WHO

는 atovaquone · proguanil이나 doxycycline, 혹은 mefloquine 또는 primaquine 중 하나를 복용할 것을 권장하고 있다. 황열병은 없으나 황열병 만연지역으로 WHO가 지정한 나라를 경유했으면 입국시 예방접종 증명서를 반드시 제시해야 된다.

❖ 의료시설

매우 뒤떨어진 편이다. 입원을 필요로 하는 질병의 치료는 인근 제3국(태국 등)으로 후송하는 형편이다. 다카 시내의 IAMAT Center(국제여행자의료원조협회 센터)에서 영어로 외국인 여행자의 진료를 전문으로 하는 의사가 있다.

주소: Road 12, House 3, Baridhara, Dhaka

전화: (8802) 882-1454, 882-7553

❖ 한국대사관

주소: 4, Madani Avenue Baridhara, Dhaka, Bangladesh

전화: (8802) 881-2088~90

베트남

❖ 질병

에이즈, 간염, 뎅기열과 결핵이 만연되어 있다. 설사병도 자주 일어나며 큰 도시를 벗어나면 말라리아가 만연되어 있다. 그러나 Red River Delta 지역과 나트랑(Nha Trang) 이북의 해변평원지역, 하노이, 호치민시(Saigon), 다낭, 나트랑, 퀴논, 그리고 하이퐁에는 말라리아가 없다. 말라리아 예방을 위하여 WHO는 mefloquine 복용을 권장한다. 황열병은 없으나 황열병 만연지역을 통과한 여행자는 황열병 예방접종 증명서가 있어야 입국이 가능하다.

❖ 의료시설

매우 뒤떨어진 편이다. 기본 긴급진료 이외는 기대하기 어렵다.

하노이의 Bach Mai Hospital의 Nguyen Duc Hien 박사가 외국인 여행자 치료를 전문으로 맡고 있다.

주소: Giai Phong Street

전화: 병원; (84-4) 868-5656

우엔박사의 휴대전화; 091-320-1336

호치민시의 International SOS Clinic에서도 영어가 가능한 의사가 외국인을 전문으로 진료한다.

주소: 65 Nguyen Du, District 1, Hochimin City

전화: (84-8) 829-8520

❖ 한국대사관

주소: 4th Fl., Dae Ha Business Center, 360 Kim Ma St., Ba Dinh District, Hanoi, Vietnam

전화: (84-4) 831-5110~6

호치민시 총영사관

전화: (84-8) 822-5757, 5836

스리랑카

❖ 질병

매우 비위생적이고 비가 많이 오기 때문에 열병이 만연하고 있다. 뎅기열, 결핵, 여러 가지 피부염, 설사병, 간염, 특히 E형 간염이 만연되어 있고, 소아마비 위험도 있다. 황열병은 없으나 황열병 만연지역을 경유한 여행자는 예방접종 증명서를 제시해야 입국이 허가된다. 말라리아는 콜롬보, Kalutara와 Nuwara Eliya지역을 제외한 전국에 만연되어 있다. 미 CDC와 WHO는 말라리아의 예방을 위하여 atovaquone · proguanil, doxycycline, mefloquine, primaquine 중 하나를 복용할 것을 권장한다.

❖ 의료시설

매우 열악하여 간단한 진료 외에는 기대하기 힘들다.

구급차 전화: 242-2222

사정이 급할 때 콜롬보 시내의 다음 병원에서 진료를 받을 수 있다.

General Hospital (전화: 269-1111)

Nawaloka Hospital (전화: 254-4444)

Apolo Hospital (전화: 074-530-000)

Oasis Hospital (전화: 074-514-770~9)

❖ 한국대사관

주소: No.98, Dharmapala Mawatha, Colombo 7, Sri Lanka

전화: (94-11) 269-9036~8

인도

❖ 질병

일부 의학연구 면에서는 우수한 부분이 있는 나라지만 국민소득수준이 낮아 위생환경이 나쁘고 진료시설이 뒤떨어졌다. 많은 질병이 토착되어 있으며 간염, 특히 E형 간염, 에이즈, 설사병, 말라리아, 소아마비, 결핵, 뇌수염, 그리고 뎅기열이 만연하고 있다. 황열병은 없으나 황열병 만연지역을 통과한 여행자는 예방접종 증명서를 입국시에 제시해야 된다. 2,000미터 이하는 대도시를 포함한 전국이 일년 내내 말라리아 위험지대이다. 말라리아 예방을 위하여 atovaquone · proguanil, doxycycline, mefloquine, 또는 primaquine 중 하나를 복용할 것을 미 CDC와 WHO는 권장한다.

❖ 의료시설

의과대학이 많고 대학병원도 많으나 외국인이 신뢰할 만한 곳은 많지 않다. 따라서 입원치료가 요구되는 질환을 인도에서 치료받는 것은 피하는 것이 좋다.
인도 각 지역에는 IAMAT가 인정하는 의사들이 외국인 여행자를 치료하고 있다.

Kolkata(Calcutta-Bengal)
Oberoi Grand Hotel Medical Clinic, 전화: (91-33) 2249-2323 Ext. 6117

Mumbai-Central
IAMAT Center, 전화: (91-22) 5665-3366 Ext. 3196

Mumbai-North

Clinic Dr. S.S. Duggal, 전화: (91-22) 2637-0926

New Delhi-Central

IAMAT Center, Dr. Harish Khosla, 전화: (91-11) 2469-2544

New Delhi-South

IAMAT Center, Dr. S.K. Vohra, 전화: (91-11) 2461-8593

Pune(Maharashtra)

Ruby Hall Clinic, Dr. C. P. Bajpayee, 전화: (91-20) 2612-3391

❖ 한국대사관

주소: 9 Chandragupta Marg, chanakyapuri Extension, New Delhi, 110-021, India

전화: (91-11) 2688-5412, 2688-5419, 2688-5374~76

인도네시아

❖ 질병

위생환경이 전반적으로 낙후된 상태이고 습기가 높아 열병이 자주 일어난다. E형 간염을 포함한 간염, 말라리아, 뎅기열, 결핵, 에이즈와 뇌염의 위험이 존재한다. 주의하지 않으면 설사병에 걸릴 가능성이 높다. 과거 2~3년 사이에 뎅기열이 증가하고 있다. 물은 반드시 병에 든 생수나 끓인 물을 마셔야 한다. Irian Jaya(New Guinea섬의 서반부) 전 지역과 Java의 Borobudur 사찰지역, 그리고 도시를 떠나면 말라리아 위험지역이다. Java와 Sumatra의 도시와 Java의 휴양지와 Bali에는 말라리아의 위험은 없다. 말라리아를 예방하기 위하여 mefloquine을 복용할 것을 WHO는 권장한다. 황열병은 없지만 황열병 만연지역을 경유한 여행자는 예방접종 증명서를 입국시에 제시해야 된다.

❖ 의료시설

대체로 열악한 상태여서 웬만한 병을 치료하려면 싱가포르 같은 제3국을 선호하는 상태이다. 인도네시아 각 지역에 IAMAT가 인정하는 의사가 외국인 여행자를 진료하고 있다.

Denspasar, Bali
Sanglah Public Hospital, Dr. Anwar Santoso,
전화: (62-361) 224-049

Kuta, Bali
The Bali International Medical Center, Dr. Donna Moniaga,
전화: (62-361) 761-263
Jakarta, Java
Metropolitan Medical Centre Dr. Nelwan,
전화: (62-21) 520-3435, 390-8157

Kediri, Java
Kediri Baptist Hospital, Dr. Suwandani,
전화: (03-54) 684-172

Yogyakarta

IAMAT Center, Dr. Setyawati,

전화: (62-274) 488-488 Ext. 7122

❖ 한국대사관

주소: Jl. Gend. Gatot Subroto Kav. 57, Jakarta Selatan, Indonesia

전화: (62-21) 520-1915 (대사관)

(62-21) 520-8950, 520-1915 (영사과)

중국

❖ 질병

위생환경은 한국에 비하여 상당히 뒤떨어져 있다. 따라서 간염, 특히 E형 간염, 에이즈, 결핵, 콜레라 등 감염성질환은 한국보다 더 많이 만연되어 있다. 물은 반드시 병에 든 생수나 끓인 물을 마셔야 한다.

말라리아는 Hainan, Yunnan, Fuijan, Guangdong, Guangxi, Guizhou, Sichuan, Tibet(Zangbo 강 계곡에 국한), Anhui, Hubei, Hunan, Jiangsu, Jiangxi, Shandong, Shanghai, 그리고 Zhejiang 성은 시골에만 만연되어 있다. 지역의 위치에 따라

북위 33도 이북은 여름에만

북위 25도와 33도 사이는 5월부터 11월까지

북위 25도 이남은 연중 만연된 상태이다.

예방을 위해 Hainan 성과 Yunnan 성에 여행할 사람은 atovaquone · proguanil, doxycycline, mefloquine, 또는 primaquine을, 그리고 다른 위험지역에 여행할 사람은 chloroquine을 복용할 것을 WHO는 권장한다. 황열병은 없지만 중국의 남부는 열대지방에 속

하기 때문에 그 병이 만연된 지역을 경유한 여행자는 입국시 예방접종 증명서를 제시해야 된다.

❖ 의료시설

워낙 넓은 나라이기 때문에 의료 시설이나 기술면에서 여러 계층의 병원이 존재하고 있다. 그러나 한국의 의료수준보다 뒤떨어졌다는 것이 일반적인 견해이다. 특수한 사정을 제외하고는 입원이 필요할 경우 귀국하여서 진료를 받는 것이 현명하다. 외래환자로 진료가 필요할 경우 적절한 의료시설을 찾기에 큰 불편은 없을 것이다.

▶ 베이징

한중종합클리닉

한국에서 간 화교가 경영하는 병원으로 한국어로 진료한다.

주소: Beijing ya yun cun, an hui li, 1 qu 17 lou

전화: (010) 6496-2731~2

중일 우호병원

중국어로 진료를 하나 외국인 전용 병동이 있어서 편리하다.

주소: Beijing chao yang qu, he ping dong jie ying hua dong lu, zhong ri

전화: (010) 6422 -1122

SK 아이강(愛康)병원

한중합자병원으로 한국인 의사도 있다.

주소: Beijing chao yang qu, suiduizi donglu 11 hao

전화: (010) 8596-1678

Beijing International SOS Clinic

IAMAT가 추천하는 병원으로 주로 구미 여행자나 주재원이 선호하는 병원. 영어로 진료한다.

주소: Building C, BITIC Jing Yi Building No. 1 North Road, Xing Fu San Cun Chaoyang District, Beijing 100027

전화: (010) 6433-3960, (010) 6433-2345 (24시간)

Beijing International Travel Health Care Center

IAMAT가 추천하는 외국인 여행자 전문 진료소. 영어로 진료한다.

주소: 20 North Street, He Pingli, Dongcheng District, Beijing

전화: (010) 6427-4240

▶ Changchun(Jilin 성)

ITHA Clinic

국제적으로 인정받은 외국인 여행자 진료 전문 의원.

주소: 45 Puyang Street, Luyuan District, Changchun

전화: (431) 760-7224

▶ Chengdu(Sichuan 성)

Sichuan International Travel Health Care Center

국제적으로 인정받은 외국인 여행자 진료 전문 의원.

주소: No. 2, Tong Zilin Road North, Chengdu

전화: (028) 8515-1747

▶ Dalian(Liaoning 성)

Liaoning International Travel Health Care Center

국제적으로 인정받은 외국인 여행자 진료 의원. 영어로 진료한다.

주소: No. 39 Remnin Road, Dalian

전화: (411) 282-2548

▶ Fuzhou(Fujian 성)

Fujian International Travel Health Care Center

국제적으로 인정받은 외국인 여행자 진료 전문 의원. 영어로 진료한다.

주소: No. 131 Fuzhou East Street, Fuzhou

전화: (519) 754-5600

▶ Guangzhou(Guangdong 성)

Medical Clinic Guangzhou Health and Quarantine

국제적으로 인정받은 외국인 여행자 진료 전문 의원.

주소: 33 North Shamian Street, Guangzhou

전화: (86-20) 8121-9669

▶ Qingdao(Shandong성)

시립의원

전화: 282-7971 Ext. 4533

청도대학 부속병원

전화: 282-7681 Ext. 201

Quingdao ITHA Clinic

영어로 진료가 가능하다.

전화: 288-0052

▶ Shenyang(Liaoning 성)

Shenyang International Travel Healthcare Center

국제적으로 인정받은 외국인 여행자 진료 전문 의원.

주소: 433 Danan Street, Shenhe District, Shenyang

전화: 2419-2179

▶ Shanghai

Shanghai ITHA Clinic

주로 외국인 여행자를 진료한다. 영어로 진료한다.

주소: 15 Jin Bang Road

전화: 6268-6171

❖ 한국대사관

주소: No.3, 4th Avenue East San Li Tun, Chaoyang District, Beijing

전화: (86-10) 6532-0290

Guangzhou 총영사관

주소: 18F, West Tower, Guangzhou International Commercial Center, Tiyu Road East 122, Tianhe District, Guangzhou

전화: (86-20) 3887-0555

Shanghai 총영사관

주소: 60 Wanshan Rd., Shanghai(200336)

전화: (86-21) 6295-5000

Shenyang 총영사관

주소: 13/14F, Mingzhe Bldg., No. 51, 14 Latitude Road, Heping District, Shenyang,

전화: (86-24) 2385-7820, 7651,

Quingdao 총영사관

주소: #17 Qinling Rd., Laoshan District, Qingdao

전화: (0532) 897-6001

Hong Kong 총영사관

주소: 5th Floor, Far East Finance Center, 16 Harcourt Road, H.K.

전화: (852) 2529-4141

캄보디아

❖ 질병

매우 낙후된 나라라 위생환경이 좋지 않아 감염성 질병에 걸리기 쉽다. 간염, 에이즈, 뎅기열, 결핵, 그리고 소아마비가 만연되어 있다. 물론 설사병도 조심해야 한다. 수도 프놈펜과 Tonle Sap 호수 지역을 제외한 전지역이 말라리아 만연지역이다. 유명한 유적이 보존된 앙코르와트(Ankor Wat)에서는 말라리아가 많이 발생하지는 않지만 미 CDC와 WHO는 이 지역도 말라리아의 위험이 아직 존재한다고 경고한다. 말라리아 약은 태국과 인접한 서부지역 여행자는 doxycycline 또는 atovaquone · proguanil 을, 그리고 앙코르와트를 포함한 다른 위험지역 여행자는 mefloquine, doxycycline 또는 atovaquone · proguanil을 복용할 것을 미 CDC와 WHO는 권장한다. 황열병 만연지역을 통과한 여행자는 예방접종 증명서를 제시해야 입국이 허가된다.

❖ 의료시설

아주 간단한 긴급질환의 진료를 제외하면 이 나라에서 감당할 수 있는 질병은 없다고 보아야 된다. 입원이 필요하고 귀국이 어려운 상황이라면 방콕이나 싱가포르로 가야 된다. 조선족이 경영하는 클리닉이 있어서 편리한 옵션을 제공한다.

제일병원 / 전화: 211-010, 012-752, 020

대양약국 / 전화: 883-595, 012-886, 933

수도 프놈펜 미 대사관 옆에 위치한 International SOS Clinic이 가장 믿을 만하다. 진찰료가 다른 병원보다 훨씬 비쌀 수 있으니 미리 물어 보는 것이 현명하다. 전화: (855-23) 216-911

❖ 한국대사관

주소: 50-52, St.214, Phnom Penh, Cambodia

전화: 855-23-211900~3

태국

❖ 질병

A형 간염, B형 간염, 뎅기열이 만연되어 있다. 동남아에서 에이즈가 가장 만연된 지역이므로 특별한 주의가 필요하다. 방콕을 위시해 Chiang Mai, Chiang Rai, Pattaya, Phuket Island, 그리고 Ko Samui 등 유명한 여행지에 말라리아의 위험은 없다. 단지 미얀마, 캄보디아, 그리고 라오스에 인접한 시골만이 말라리아 위험지역이다. 이 지역에서 chloroquine과 mefloquine에 저항성이 있는 팔시파럼이 보고되었으므로 그 지역 여행자는 atovaquone · proguanil 또는 doxycycline을 복용할 것을 WHO와 미 CDC는 권장한다. 캠필로박터로 인한 설사병이 많으므로 특별한 주의를 요한다.

❖ 의료시설

대체로 한국보다 많이 낙후되었다. 그러나 방콕에 있는 대형 종합병원은 시설이나 의술 면에서 손색이 없다는 인정을 받고 있다. 동남아의 주변 국가 중에서는 가장 앞서 있는 나라로 볼 수 있다.
다음 병원은 교통이 편리한 지역에 위치한 믿을만한 병원이다.

Piyavate Hospital, Rama 9 Rd, 전화: 641-4400~99

Rama 9 Hospital, Rama 9 Rd, 전화: 248-8020

Samittivej Hospital, Soi 49 Sukhumvit Rd., 전화: 392-0011~9

Bumrungrad Hospital, Soi 3 Sukhumvit Rd., 전화: 251-0415~6

IAMAT가 추천하는 여행자 진료소는 다음과 같다.

방콕 : TRAVMIN 방콕 메디칼센터, 전화: (622) 655-1024

Adventist Hospital, 전화: (622) 281-1422

- Dr. Chirachevin을 찾을 것.

찬타부리 : IAMAT Center, 전화: (039) 311-521

창 마이 : McCormick Hospital, 전화: (053) 241-311

- Dr. Phimphilai를 찾을 것.

우돈 타니: AEK Udon International Hospital, 전화: (66-42) 342-555

❖ 한국대사관

주소: 23 Thiam-Ruammit Road, Ratchadapisek, Huay-Kwang, Bangkok 10320 ,Thailand

전화: (662) 247-7537 (대표)

(662) 247-7540 (영사과)

파키스탄

❖ 질병

위생환경이 매우 열악한 편이다. 따라서 모든 감염성질환의 예방을 철저히 해야 한다. 간염, 에이즈, 결핵, 소아마비, 설사병 등에 특히 주의해야 한다. 말라리아는 대도시를 포함한 2,000미터 이하의 전지역에 만연되어 있다. 미 CDC와 WHO는 말라리아 예방을 위하여 atovaquone · proguanil, doxycycline, mefloquine 또는 primaquine 중 하나를 복용할 것을 권장한다. 황열병 만연지역을 경유한 여행자는 황열병 예방접종 증명서를 입국시에 제시해야 된다.

❖ 의료시설

의료시설이 상당히 뒤떨어졌다. 간단한 외래환자 치료 이상은 기대하기 힘들다. 수도 이슬라바마드(Islamabad)와 카라치(Karachi)에 IAMAT에서 인정하는 외국인 여행자 진료 전문 클리닉이 있다.

이슬라바마드: IAMAT Center, Dr. Kahn을 찾으면 된다.

전화: (92-51) 282-9666

카라치: Karachi Adventist Hospital, 전화: 721-8021

❖ 한국대사관

주소: Block 13, Street 29, G-5/4, Diplomatic Enclave II, Islamabad, Pakistano G.P.O. Box : 1087, Islamabad, Pakistan

전화: (92-51) 227-9380~1, 227-9385~7

필리핀

❖ 질병

비가 많이 오고 위생환경이 낙후되어 감염성질환이 많다. 간염을 조심해야 되며 큰 도시를 벗어나면 말라리아와 뎅기열도 많이 만연된 상태이다. 말라리아는 해발 600미터 이하의 시골지역에 만연되어 있으나, 마닐라와 Cebu, Iloilo, Leyte, Capiz, Bohol 등 지역에는 감염위험이 없다. 예방약으로는 atovaquone · proguanil, doxycycline, 또는 mefloquine을 WHO가 권장한다. 음식과 물을 조심하지 않으면 장티푸스(typhoid)에도 잘 걸린다. 황열병 만연지역을 경유한 여행자는 황열병 예방접종 증명서를 제시해야 입국이 허가된다.

❖ 의료시설

의사들이 대부분 영어를 구사하기 때문에 편리하고, 시설은 노후했지만 괜찮은 병원이 대도시에는 여럿 있다.

Makati Medical Center: 응급치료가 가능함,

전화: 815-9911, 892-5544

Medical Centre Manila: 응급치료가 가능함,

전화: 523-8131, 525-6836

Dr. Jarina(Makati 지역): 외래진료 가능함,

전화: (632) 892-1378

IMAT Center(Baguio City): 외래진료 가능함,

전화: (074) 304-1275

❖ 한국대사관

주소: 10th Fl. Pacific Star Bldg, Makati Ave, 1226 Makati City, M.M. Philippines

전화: (63-2) 811-6139

호주

❖ 질병

한국 여행자가 걱정해야 되는 질병은 없다. 태양이 강렬해 자외선 차단 크림이 필요하다.

❖ 의료시설

개발된 나라로서 손색이 없다. 긴급진료는 대개 각 도시에 있는 종합병원의 응급실에서 받는다. 다른 개발국과 마찬가지로 오래 기다려야 할지 모르니까 심장병, 심한 고열 등은 특별히 취급하므로 담당 간호사에게 미리 알려야 한다.

긴급의료상담 밑 진료요청 전화: 시드니(Sydney) 008-079909 / 시드니를 제외한 전지역 000 번이다.

❖ 한국총영사관

주소: United Overseas Bank Building Level 8, 32 Martin Place, Sydney NSW

전화: 61-2-9210-0200

기타 중앙아시아

아프가니스탄, 카자흐스탄, 우즈베키스탄 등 스탄으로 끝나는 나라들은 모두 보건환경이 나쁘고 간염이 만연된 상태이다. 카자흐스탄은 에이즈 보균자가 많이 늘어나고 있으며, 아프가니스탄은 결핵과 소아마비가 상당히 만연되어 있다. 구 소련에 속했던 나라들은 한결같이 의료시설과 의료기술이 낙후되고 열악하여 기본적인 진료 이상을 기대할 수 없다.

2. 아프리카와 중동

사하라 이북에 위치한 여러 나라는 E형 간염이 만연되어 있다고 미연방질병통제국(CDC)이 지적하고 있다. 그리고 아프리카 여러 나라가 황열병 만연 국가라는 사실도 기억해야 된다.

가나

❖ 질병

간염, 뎅기열, 소아마비, 결핵, 콜레라 등 많은 감염성질환이 만연되어 있다. 말라리아도 전국에 만연되어 있어 입국 전부터 말라리아 약을 복용하는 것이 필수다. chroloquine에 저항성이 있기 때문에 미 CDC와 WHO는 atovaquone · proguanil, doxycycline, mefloquine

또는 primaquine 중 하나를 복용할 것을 권장한다. 황열병도 있는 지역이어 황열병 예방주사도 입국 전에 맞는 것이 좋다. 파상풍과 장티푸스 예방주사도 맞기를 권하며, 에이즈에도 각별한 주의가 필요하다.

❖ 의료시설

낙후된 시설과 수준급 이하의 의술 때문에 기본 긴급진료 이상은 기대하기 어렵다.

수도 아크라(Acrra)에 IAMAT에서 인정하는 외국인 여행자 진료 클리닉이 있다.

Tutu Clinic, 전화: (233-21) 224-833

KOICA에서 파견된 한국의사는 대사관에 문의하면 알 수 있다.

❖ 한국대사관

주소: No. 3 Abokobi Rd. East Cantonment, Accra

전화: (233-21) 77-6157, 7533

사우디아라비아

❖ 질병

간염은 다른 중동지역과 마찬가지로 만연지역으로 WHO가 지정하고 있다. 건조하기 때문에 피부병이 자주 일어난다. 황열병 만연지역을 경유한 여행자는 예방접종 증명서가 있어야 입국이 가능하다. 말라리아는 고원지대인 아시르 주(Asir Province)를 제외한 남부지역 전체, 특히 지잔(Jizan) 성에 만연되어 있다. 제다(Jeddah)와 메카(Mecca),

메디나(Medina), 그리고 타이프(Taif)는 안전하다. CDC와 WHO는 atovaquone · proguanil, doxycycline, mefloquine 또는 primaquine 중 하나를 복용할 것을 권장한다. 순례지역인 메카와 메디나에 순례자들이 운집하는 동안 여러 가지 감염성질환이 일어난다.

❖ 의료시설

정부가 꾸준히 투자하여 구미의 의료시설을 본받아 좋은 시설을 많이 갖추었고 상당수의 전문의가 외국에서 초빙되어 현지 의사들을 지도해 왔다. 따라서 사우디의 의료시설은 신뢰하고 치료를 받을 수 있는 수준이다.

❖ 한국대사관

주소: P.O. Box 94399, Riyadh 11693, Kingdom of Saudi Arabia
Diplomatic Quarter, Riyadh, Kingdom of Saudi Arabia
전화: 966-1-488-2211

에티오피아

❖ 질병

고산지대에 위치한 수도 아디스아바바에는 말라리아가 없으나 해발 2,000미터 이하의 지역으로 내려가면 말라리아가 전지역에 만연되어 있어 미 CDC와 WHO는 atovaquone · proguanil, doxycycline, mefloquine 또는 primaquine 중 하나를 복용할 것을 권장하고 있다. 위생환경이 매우 뒤떨어진 지역이기 때문에 간염 예방주사는 필수다. 특히 수주일 이상 체류 예정자는 더욱 그렇다. 그 밖에도 파상풍,

소아마비 등의 예방접종도 출발 전에 끝내는 것이 좋다. 뎅기열과 결핵도 만연되어 있다. 황열병 만연지역으로 WHO가 낙인을 찍었지만 타 황열병 만연지역을 경유해서 입국하는 여행자는 예방접종 증명서를 제시해야 된다. 그렇지 않아도 이 나라를 여행하려는 사람은 반드시 황열병 예방주사를 맞는 것이 안전하다.

❖ 의료시설

매우 낙후된 상태라서 입원 진료를 요하는 병은 제3국으로 후송된다. 아디스아바바에 외국인이 이용할 수 있는 진료소가 몇 군데 있다. IAMAT가 인정하는 진료소이기도 하다.

Hayat Hospital(이름이 비슷한 호텔과는 무관함),

전화: (251-1) 620-881

Swedish Clinic, 전화: 710-768

St. Gabriel hospital, 전화: 613-622

❖ 한국대사관

주소: P.O. Box 2047 Addis Ababa

전화: (251-1) 728-111~4

이스라엘

❖ 질병

중동에서는 위생환경이 가장 앞선 나라다. 특별한 풍토병은 없으나 설사병은 일어날 수 있다. 간염은 이곳 역시 만연지역으로 WHO가 지정하고 있는 상태이다.

❖ 의료시설

의학과 의술이 상당히 발전된 나라다. 입원 치료를 받아야 할 경우 안심하고 맡길 수 있는 종합병원이 많은 편이다. 예루살렘(Jerusalem)에 위치한 Hadassah University가 그 대표적인 예다.

전화: 677-7111

그 밖에 IAMAT가 인정하는 진료소 둘이 있다.

Jerusalem: IAMAT Center, 전화: (02) 625-2080

Ashdod: IAMAT Center, 전화: (08) 855-2944

❖ 한국대사관

주소: 38 Chen Blvd., Tel Aviv 64166, Israel

전화: 972-3-696-3244~7

이집트

❖ 질병

위생환경이 매우 낙후된 지역이므로 여러 가지 감염성질환에 조심해야 된다. 간염, 결핵과 소아마비, 설사병 등에 특히 조심해야 된다. 소아마비와 간염예방주사는 필수라고 생각하면 안전하다. 말라리아는 1996년 이후 발생하지 않았기 때문에 말라리아 약을 복용할 필요는 없다. 황열병도 없으나 황열병 만연지역을 경유한 여행자는 예방접종 증명서가 없는 사람은 입국이 거절된다.

❖ 의료시설

매우 낙후된 상태라서 수술이나 입원 진료는 제3국에 가서 받는 것이 좋다. 외래환자로 진료를 받을 만한 병원은 큰 도시에 있다.

Cairo: IAMAT Center, 전화: (202) 358-3105

Alexandria: IAMAT Center, 전화: 393-2534

Aswan: IAMAT Center, 전화: 317-775

❖ 한국대사관

주소: 3 BOULOS HANNA ST., DOKKI, CAIRO, EGYPT

전화: (20-2) 761-1234~7, 748-6976, 6958, 6954

케냐

❖ 질병

도심지의 위생환경도 우리나라보다 훨씬 낙후되었다. 따라서 간염, 뎅기열, 황열병, 결핵, 에이즈, 말라리아 등이 만연되어 있다. 이 지역은 태양이 강렬해 자외선차단 크림을 늘 바르고 색안경을 쓰는 것이 안전하다. 나이로비 시외로 관광을 가려면 말라리아 약을 복용하는 것이 안전하다. 말라리아는 팔씨파럼 종류이고 chloroquine에 저항성이 있어서 WHO는 atovaquone · proguanil, doxycycline, mefloquine 또는 primaquine 중 하나를 복용할 것을 권장한다. 이 나라도 황열병 만연지역으로 WHO가 지정했지만 황열병 만연지역을 경유한 여행자는 예방접종 증명서를 입국할 때 요구한다. 에이즈도 만연되어 있기 때문에 특별한 주의가 필요하다.

❖ 의료시설

케냐의 수도 나이로비는 비교적 잘 개발되어 웬만한 시설은 대부분 갖추고 있어 큰 불편은 없다. 일반적인 긴급진료도 마음 놓고 받을 수 있다.

구급차 요청: St. John Ambulance, 전화: 224-066

병원 연락: Nairobi Hospital, 전화: 272-2160

응급치료실 전화: 2714400

Aga Kahn Hospital 전화: 3740000~12

IAMAT가 인정하는 외국인 여행자 진료 센터는 다음과 같다.

Malindi / IAMAT Center, 전화: (25-42) 20-117-31 433

Mombosa / IAMAT Center, 전화: (254-11) 227-711 / 312-953

Nairobi /IAMAT Center Harambee Av, 전화: (220-832) 226-253

IAMAT Center Westlands, 전화: 444-9592

❖ 한국대사관

주소: P.O. Box 30455 Nairobi, Kenya

- 나이로비대학(도로명: University Way) 맞은편 Anniversary Tower Building 15층에 위치.

전화: (254-20)-333581,

휴일 긴급전화: (254-722)-520-036~7

그리스

❖ 질병

풍토병이 없고 간염 A형과 B형도 만연되어 있지 않다. C형 간염은 우리나라 정도로 만연되어 있고 에이즈는 중국 정도로 만연된 상태이니 주의를 요한다. 수돗물을 그냥 마셔도 괜찮지만 생수를 마시는 것이 안전하다.

❖ 의료시설

큰 도시에는 믿을만한 병원이 많다. 의료기술도 보통은 된다.

IAMAT에서 추천하는 클리닉이 아테네에 세 곳 있다.

IAMAT Center, 전화: 210-822-9033

IAMAT Center, 공항 근처, 전화: 210-984-1499

IAMAT Center, 소아과, 전화: 210-604-0379

❖ 한국대사관

주소: 115 26, 124 Kifissias Ave, Athens, Greece

전화: (30-210) 698-4080-2

러시아

❖ 질병

얼마 전 까지만 해도 세계 최강대국 중 하나로 군림하던 구 소련의 낙후된 위생환경은 외국 의료전문인들을 매우 놀라게 한다. 나쁜 위생환경은 질병을 유발하게 마련이어서 A형, B형, C형 간염이 모두 만연된 상태이다. 결핵도 한국보다 더 만연되어 있고 에이즈도 중국과 유럽, 그리고 미국과 비슷한 정도로 만연되어 있다. 여행자는 항상 음식과 식수에 조심하고 현지 '종사자' 를 각별히 주의해야 된다. 말라리아의 위험은 없다.

❖ 의료시설

대체적으로 매우 낙후된 상태지만 근래 많은 돈을 투자하여 리모델링을 하여 좋은 장비를 갖춘 병원이 큰 도시에 여럿 있다. 그러나 많은 돈을 투자했기 때문이겠지만 그런 병원의 의료비는 비싸다.

IAMAT가 추천하는 외국인 여행자 진료소가 모스크바에 하나 있다.

International Medical Clinic, 전화: (095) 937-5760

모스크바에서의 긴급의료지원요청은 다음 병원에 할 수 있다.

Diplomatic Polyclinic, 전화: (095) 237-5933

❖ 한국대사관

주소: St. Plyushchikha 56 bldg 1, Moscow

전화: (095) 783-2727

루마니아

❖ 질병

비교적 높은 문화수준에 비교하면 위생환경은 상당히 낙후된 편이다. A형과 B형 간염이 우리나라만큼 만연되어 있다. C형 간염은 우리나라보다 훨씬 더 만연되어 있다. 에이즈 보균자는 인근 국가들에 비하여 훨씬 적다. 결핵은 우리나라보다 더 만연되어 있고, 광견병도 이 나라의 중요한 보건문제이다.

❖ 의료시설

다른 사회주의 나라들처럼 시설은 매우 낙후된 상태이고, 의료기술은 일반 질환을 진료 받기에는 무난한 수준이다.

❖ 한국대사관

주소: Str. Mircea Eliade Nr. 14, Bucharest, Romania

전화: 40-21-230-7198

우크라이나

❖ 질병

이 나라 역시 위생환경은 문화수준에 비하여 매우 낙후된 상태이다. A형, B형, 그리고 C형 간염은 물론이고 에이즈 보균자는 태국, 캄보디아, 그리고 아프리카 일부 나라와 비슷할 정도로 만연되어 있다. 현지 '종사자' 들과의 접촉에 각별한 주의가 필요하다. 결핵환자도 상당히 많다. 항상 음식물과 식수를 조심해야 되고 외출 후 그리고 식사 전에 손 씻는 것을 잊으면 안 된다.

❖ 의료시설

매우 낙후된 시설과 수준급 이하의 의료기술 때문에 복잡한 질환의 진료에는 무리가 있을 수 있으나 기본적인 진료는 할 수 있다.

❖ 한국대사관

주소: 43, Volodymyrska St., 01034, Kyiv, Ukraine
전화: (38-044) 246-3759~61

터키

❖ 질병

말라리아 외에는 주의해야 할 풍토병은 없다. 말라리아가 Icel, Adana, Hatay, Kahraman Maras, Gaziantep, Adryaman, Sanliurfa, Elazig, Diyarbakar, Mardin, Bingol, Mus, Batman, Bitlis, Siirt, Sirnak, Van, 그리고 Hakkari 성 등을 포함한 동남지역과 Amikova 와 Cukurova 평야에 만연되어 있지만 이 지역에 가는 여행자는 드물다. 만약 그 지역으로 여행을 해야 된다면 chloroquine을 복용하라고 WHO는 권장한다. A형 B형 그리고 C형 간염이 우리나라 정도로 만연되어 있다. 역시 물 조심과 음식 조심을 소홀히 하면 안 된다.

❖ 의료시설

큰 도시에 있는 병원들의 시설과 의술은 보통 수준은 된다.
긴급진료는 다음 병원들을 이용할 수 있다.

앙카라: Cankaya 병원, 전화: 0312-426-1450

Guven 병원, 전화: 0312-468-7220

이스탐불: American 병원, 전화: 0212-311-2929

❖ 한국대사관

주소: Alacam Sok No. 5, Cinnah Caddesi, Cankaya, Ankara 06690, Turkey

전화: 468-4822~23, 467-7449

이스탄불 주재 KOTRA 무역관

주소: Mete Cad. No. 26 /1 Kat: 2, Taksim, Istanbul

전화: 243-5075, 249-8223

폴란드

❖ 질병

특별한 풍토병은 없다. A형, B형 간염은 드물지만 C형은 우리나라 정도로 만연되어 있다.

❖ 의료시설

낙후된 시설과 수준급 이하 실력의 의료인을 가진 나라여서 기본적인 진료만 안심하고 받을 수 있다.

응급환자 전화: 999

IAMAT에서 추천하는 외국인 여행자 진료를 맡아하는 클리닉이 셋 있다.

Gdynia 지역: Inatitute of Maritime and Tropical Medicine,

전화: (58) 223-011

Nowy Sacz 지역: IAMAT Center,

전화: (018) 443-4654, 440-2622

Poznan 지역: Clinic of Parasitic and Tropical Diseases,

전화: (48-61) 869-1766

❖ 한국대사관

주소: ul. Szwolezerow 6, 00-464, Warsaw, Poland

전화 : (48-22) 559-2900

한인회

바르샤바 한인교회 전화: 022-843-1072

헝가리

❖ 질병

풍토병은 없다. A형과 B형 간염은 없으나 C형은 우리나라만큼 만연되어 있다. 에이즈 보균자는 우리나라보다 훨씬 많아 현지 '종사자'를 조심해야 한다. 설사병도 일어날 수 있기 때문에 식수는 병에 든 생수를 사용하는 것이 안전하다.

❖ 의료시설

사회주의국가들이 대체로 그렇듯이 의료시설은 상당히 낙후된 상태이나 의료기술은 괜찮은 편이다. 따라서 간단한 진료는 안심하고 받을 수 있다. IAMAT가 추천하는 외국인 여행자 진료소가 부다페스트에 하나 있다.

National Institute of Oncology, 전화: (361) 224-8763

- Istavan Lang 교수를 찾으면 된다.

긴급진료요청 전화: 104

❖ 한국대사관

주소: 1062 Andrassy ut. 109. Budapest, Hungary

전화: (36-1) 351-1179~81

기타 구 소련 국가와 동유럽

알바니아, 불가리아, 벨라루스 등 지중해와 흑해의 북쪽에 자리잡은 나라들은 루마니아와 우크라이나와 비슷한 정도로 위생환경과 의료시설이 낙후되어 있다. 따라서 질병과 의료시설도 그 두 나라와 비슷하다. 이들 세 나라에서는 A형, B형, 그리고 C형 간염을 조심해야 되고 에이즈도 특별히 주의해야 된다.

유고, 크로아티아와 보스니아는 헝가리와 비슷하여 보스니아를 제외하면 간염도 별로 없다. 그러나 에이즈는 회교국인 보스니아에는 별로 없고 다른 두 나라는 유럽의 다른 나라들만큼 만연되어 있다.

폴란드와 핀란드 사이에 자리잡은 구 소련 소속이었던 작은 독립국가 라트비아, 리투아니아와 에스토니아는 위생환경이 상당히 좋은 나라들이다. 단, 에스토니아는 이유는 확실치 않지만 인근 국가들에 비하여 에이즈를 보유한 사람이 훨씬 많다고 WHO는 밝히고 있다.

4. 중남미

멕시코

❖ 질병

위생환경이 아직도 낙후된 지역이 많아서 감염성 질병이 많은 편이다. 간염이 만연되어 있고 설사병이 흔하다. 그 밖에도 뎅기열이 가끔 발생하고 지역에 따라서 말라리아가 만연되어 있지만 보통 여행자의 행선지에는 없다. 말라리아에 감염될 위험이 가장 높은 주가 Chipas, Quintana Roo, Sinaloa, Tabasco이고, 그 다음으로 위험한 주가 Chihuahua, Durango Nayarit, Oaxaca, Sonora이다. 말라리아는 모두 비박스이기 때문에 chloroquine을 복용하면 된다.

❖ 의료시설

대체적으로 우리나라보다 낙후된 상태지만 긴급진료나 수술은 가능하다. 그러나 질환이 복잡하다면 미국으로 후송되어 치료받는 것이 안전하다. 멕시코시티에서의 긴급의료지원요청은 전화 06 번이고, 다음 병원을 통해 문의할 수도 있다.

ABC 병원, 전화: 277-5000

Espanol 병원, 전화: 531-3300

IAMAT에서 추천하는 외국인 여행자 진료소는 다음과 같다.

Acapulco,

전화: (527) 469-1000 Ext. 1309

- Medical Department의 Dr. Altamirano를 찾으면 된다.

Cabo San Lucas: Amerimed San Lucas

전화: (624) 143-9670

Cancun: Hiperbarica Cancun

전화: (998) 892-7680, Dr. Fernandez를 찾으면 된다.

Cozmel: Clinica San Miguel

전화: (987) 23-241

Guadalajara: IAMAT Center

전화: (52) 333-616 9616

Maztlan: Clinica Maztlan

전화: 981-2917, 985-1923

Mexico City: IAMAT Center

전화 (52) 5520-3132

The American British Cowdray Hospital

전화: (52) 5277 5000

Porto: Vallarta Center

전화: (322) 293-1991

❖ 한국대사관

주소: Lope Diaz de Armendariz 110. Lomas de Chapultepec Del. Miguel Hidalgo, C.P 11000, Mexico, D.F.

전화: 52-55-5202-9866

브라질

❖ 질병

브라질은 남미 전체 면적의 반쯤을 차지한 광대한 나라이다. 동쪽 해안에서 내륙지역, 그리고 내륙에서 서북쪽으로 들어가면서 열대 밀림지역으로 이어진다. 나라 전체를 고려해 볼 때 경제적인 개발이 선진국에 비하여 훨씬 뒤져 있는 상태이다. 따라서 위생환경이 낙후된 곳이 많고 여러 가지 질병이 만연되어 있다. A형, B형, 그리고 C형 간염이 전국에 만연되어 있다. 뎅기열도 동남부 해안지대의 일부를 제외하고는 전국에 만연되어 있다. 에이즈 보균자도 우리나라보다 더 많다. 말라리아는 아마존강변 9개 주의 해발 600미터 이하 지역에 만연된 상태여서 그 지역을 여행할 사람에게 미 CDC와 WHO는 atovaquone · proguanil, doxycycline, mefloquine 또는 primaquine 중 하나를 복용할 것을 권장하고 있다. 황열병도 서북지역에 만연되어 있기 때문에 그 지역으로 여행을 계획하는 사람은 현지 도착 10일 이전에는 예방주사를 맞아야 한다. 브라질도 황열병 만연지역을 경유한 여행자는 예방접종 증명서를 제시해야 입국이 된다.

❖ 의료시설

브라질 도시 내의 의료시설은 괜찮은 편이다. 공립병원은 시설이 낙후되었고 서비스가 좋지 않아 진료를 받는 데 어려움이 많을 수 있다. 긴급 의료상황이 발생할 경우 다음 병원들을 찾으면 도움이 될 것이다.

리오데제네이로

Getulio Vargas 주립병원, 전화: 2560-7772

Lourenco Jorge 시립병원, 전화: 2431-1818

Santa Casa 병원, 전화: 2297-6611

Sao Lucas 병원, 전화: 2548-5552

상파울로

Einstein 병원, 전화: 3747-1233

Incor 병원, 전화: 3069-5000

Santa Catarina 병원, 전화: 3016-4133

Sao Luis 병원, 전화: 3040-1100

김내과, 전화: 279-5454

녹십자 종합병원(한인 경영), 전화: 6915-7444

브라질리아 Casa de Saude Santa Helena, 전화: 274-3350

Hospital Daher, 전화: 248-4848

Hospital das Gorcas Armadas, 전화: 362-4000

벨로오리존찌 das Clinicas, 전화: 3248-9300

Felicio Rocho, 전화: 3339-7244

Santa Casa, 전화: 3238-8100

그 밖에도 IAMAT가 추천하는 외국인 여행자 진료소는 다음과 같다.

리오데제네이로 코파카바나지역: IAMAT Center, 전화: 2255-4706

리오데제네이로 보따호고지역: IAMAT Center: 전화, 286-5396

리오데제네이로 이빠니마지역: Clinica Prof.Carlos A. Leite, 전화: 2239-7847

포르또 알레그레: Clinica Adventisa de Porto Alegre, 전화: 3338-1222

상파울로: IAMAT Center, 전화: 5687-4918

❖ 한국대사관

주소: SEN-Avenida Das Nacoes Lote 14, 70436-900, Brasilia-DF

전화: (55-61) 321-2500,

휴무 시 긴급연락 (55-61) 9658-2421

상파울로 총영사관

주소: Av. Paulista, 37, cj.91, C. Cesar

전화: (55-11) 3141-1278

아르헨티나

❖ 질병

아르헨티나는 남미에서 위생환경이 가장 양호한 나라다. A형 간염을 제외하면 만연된 감염성질환은 없다. 아르헨티나의 제일 북쪽 국경지대에 약간의 말라리아가 있을 뿐이다. 만약 그 지역으로 여행을 하려면 chloroquine을 복용하라고 WHO는 권장한다.

❖ 의료시설

아르헨티나의 의료시설은 비교적 괜찮은 편이다. 웬만한 진료는 마음 놓고 받을 수 있다는 것이 국제적 평가다. IAMAT에서 추천하는 외국인 여행자 진료소는 다음과 같다.

부에노스아이레스:

Centro de Estudios Infectologicos, Travel Medicine Division,

전화: (11) 5236-7772

Hospital Britanicos de Buenos Aires, 전화: (11) 4309-6400

San Carlos de Bariloche:

Hospital Privado Regional, 전화: (2944) 525-000 Ext. 422

❖ 한국대사관

주소: Av. del Libertador 2395 Cap. Fed.(1425) Buenos Aires, Argentina

전화: (54-11) 4802-8062~5, 9665, 0923

한인회

전화: (54-11) 4826-0567

에필로그(epilogue)

귀국 후의 마무리

즐거운 여행을 마치고 고국으로 돌아와 바쁜 일상생활을 하고 있을 때 불행히도 해외여행에서 얻은 병이 뒤늦게 증세를 일으킬 수가 있다. 그렇기 때문에 해외여행에서 돌아온 후 적어도 6 주 내지 2 개월 이내에 일어나는 이상한 증세는 우선 여행과 관련지어 보는 것이 안전하다. 특히 증세가 다음 다섯 가지 중 하나면 더욱 그렇다.

① 갑자기 열이 오른다. 감기기운도 없고 이유를 모를 열이 나서 2, 3일이 지나도 없어지지 않으면 여행과 관련이 있는지를 우선 고려해 보아야 한다. 이러한 열이 여행과 관련이 있나를 분명하고 신속히 판단하는 데는 경험 많은 여행의학(Travel Medicine), 또는 여행자 전문 클리닉을 찾는 것이 현명하다.

② 이유를 모를 피부증상이 나타난다. 여러 사이즈의 돋아나지 않은 붉은 또는 어두운 색의 피부 이상일 수도 있고, 돋아난 피부 이상일 수도 있다. 또 물집일 수도 있고 빨간 줄 모양의 이

상일 수도 있다. 사마귀 같은 피부 이상도 있고 조그만 물집이 곪았을 수도 있다. 나아가서는 피부에 생긴 궤양일 수도 있다. 가려울 수도 있고 아플 수도 있다. 이런 모든 종류의 피부 증세가 여행에서 돌아온 후 처음으로 나타났다면 여행과 일단 관련지어 보아야 한다. 이때는 피부과 전문의한테 가서 어느 지역을 여행하고 돌아왔는지를 자세히 말하고 진료를 받아야 한다.

③ 배가 아프거나 설사가 자주 난다. 열이나 복통을 동반하면 서둘러 일반내과나 소화기내과 전문의에게 가든지, 종합병원의 열대의학과나 여행자의학 클리닉으로 가야 한다.

④ 소변을 보는데 불편을 느끼거나 성기에 궤양이 생기거나, 여성의 경우 질의 분비물이 전에 비하여 매우 증가했다. 만일 이런 경우는 여행 도중에 불미스런 이성접촉을 한 일이 있으면 지체 없이 가정의학과, 일반내과, 부인과나 그렇지 않으면 비뇨기과에 가서 진료를 받아야 한다.

⑤ 이유 없이 기운이 없고 식욕이 떨어지거나, 몸무게가 이상하게 줄어들거나 관절에 통증이 있거나, 호흡에 어려움이 생기

거나 그렇지 않으면 옛날에 없던 이상한 증세가 일어나고 쉽게 없어지지 않으면 전문의의 진료를 받아야 한다. 물론 초진을 할 때 담당 의사에게 여행하고 돌아온 이야기를 자세히 해 주어야 한다.

말라리아 만연지역으로 여행한 사람은 의사가 처방해 준 약을 귀국 후에도 지시대로 한 알도 빼지 말고 끝까지 복용하는 것이 매우 중요하다는 것은 두말할 나위가 없다.

대부분의 해외여행자는 매우 즐겁고 유익한 여행에서 느긋하고 만족스러운 마음으로 돌아온다. 그리고 건강에 아무 이상 없이 자기의 직장이나 학교로 돌아가서 재충전된 에너지를 과시하며 열심히 일을 하거나 학업에 열중할 것이다. 또한 독자가 벌써부터 계획하고 있을지도 모르는 다음 여행도 역시 건강을 해치지 않는 아주 보람차고 값진 여행이 되리라는 것을 저자는 굳게 믿는다.